»Können Sie mich verstehen?«

Sicher kommunizieren im Rettungsdienst

»Können Sie mich verstehen?«

Sicher kommunizieren im Rettungsdienst

HERAUSGEBER	MATTHIAS BASTIGKEIT
MIT BEITRÄGEN VON	HEIKE ALSLEBEN DR. OLAF FRITSCHE ACHIM HACKSTEIN MANUELA KLEER DR. PEER G. KNACKE PETRA OTTO PROF. MARGARETE PAYER DIRK PETERSEN KAI-OLIVER VON RENTELN HILKKA ZEBOTHSEN

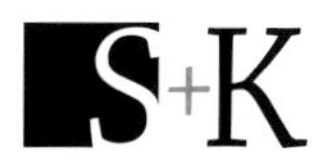

Verlagsgesellschaft Stumpf & Kossendey mbH, Edewecht · Wien 2005

Anschrift des Herausgebers:
Matthias Bastigkeit
Dozent in der Erwachsenenbildung
Dorfstraße 83
23815 Geschendorf
Bastigkeit@aol.com

Die Deutsche Bibliothek - CIP-Einheitsaufnahme

»Können Sie mich verstehen?« Sicher kommunizieren im Rettungsdienst / Hrsg.: Matthias Bastigkeit ; Edewecht ; Wien : Stumpf und Kossendey, 1. Auflage 2005
ISBN 3-938179-15-5

Gestaltung und Satz: Weiß & Partner, Oldenburg
Umschlagfotos: M. Dove (klein), P. Knacke
Druck: MediaPrint, Paderborn

Inhalt

Vorwort

Die Anforderungen an diejenigen Personen, die mit (Notfall-)Patienten zu tun haben, sind vielfältig. Um den Patienten effizient versorgen zu können, sollte das Personal hinsichtlich aktueller medizinischer Aspekte fortgebildet sein, sein technisches Equipment beherrschen, stressresistent und nicht zuletzt teamfähig sein. Auf diese Fähigkeiten werden die Mitarbeiter in Ausbildung und Studium vorbereitet. Nicht selten wird dabei aber vergessen, dass ein Großteil der Arbeit an und mit dem Patienten sowie mit den Kollegen aus etwas anderem besteht, nämlich aus Kommunikation – dem Austausch von Informationen. Ohne diesen Austausch ist auch keine Teamarbeit, keine Anamnese und keine Übergabe möglich. Nicht selten besteht eine mangelhafte Kommunikation bereits am Anfang der medizinischen Versorgung: Ein unvollständiger Notruf kann beispielsweise dazu führen, dass die Hilfe den Patienten gar nicht erst erreicht. Nicht selten hapert es in Notfallsituationen nicht am medizinischen Fachwissen, sondern an der falschen Art, miteinander zu sprechen: So ist zum Beispiel die Mutmaßung der Feind der Kommunikation: Wie oft hat der Kollege »angenommen«, Sie hätten den Blutzucker kontrolliert oder den Blutdruck gemessen, ohne Sie danach zu fragen?

Es ist wichtig zu berücksichtigen, dass jede Situation und jeder Notfallpatient in höchstem Maße unterschiedlich ist. Es nicht möglich, für jede nur erdenkliche Situationen eine »Kommunikations-Checkliste« anzufertigen oder eine Gebrauchsanweisung zu liefern. Dieses Buch möchte dazu beitragen, Kommunikation transparenter, verständlicher und effizienter zu gestalten. Der Leser soll lernen, wie Kommunikation funktioniert, was in Kommunikationssituationen alles schief gehen kann, und er erfährt etwas über die psychologischen und soziologischen Grundlagen. Die wichtigsten Kommunikationspartner des medizinischen Personals und die unterschiedlichen Patiententypen werden analysiert und charakterisiert, und es wird eine Möglichkeit aufgezeigt, wie man mit ihnen spricht. Der ängstliche Patient muss anders angesprochen werden als der hektische Angehörige, der Suizident anders als der Blinde und der Leitstellendisponent anders als der Arzt bei der Übergabe im Krankenhaus.

Alle Autoren, die an diesem Buch mitgearbeitet haben, sind Profis auf ihrem Gebiet: Sie sind Notärzte, Psychologen, Journalisten, Rettungsassistenten oder Hochschullehrer. Fast alle haben Einblicke in die (Notfall-)Medizin, so dass es ihnen möglich ist, eine Brücke vom Themengebiet der Kommunikation zum thematischen Bereich der Medizin zu schlagen.

Matthias Bastigkeit
Herausgeber, Geschendorf, im August 2005

1 Grundlagen der Kommunikation

1.1 Nonverbale Kommunikation

M. Bastigkeit

Obwohl ein Großteil der täglichen Arbeit des Rettungsdienstmitarbeiters aus der Kommunikation mit dem Patienten besteht, führt dieses Gebiet in der Ausbildung ein Schattendasein oder wurde und wird gar nicht behandelt. Reden kann jeder, richtig kommunizieren nicht! Patientenzentrierte Gesprächsführung, Transaktionsanalyse und andere Techniken können helfen, Schwierigkeiten mit dem Patienten rechtzeitig zu erkennen, zu intervenieren.

Man kann nicht *nicht* kommunizieren. Auch wenn Sie nicht sprechen, senden Sie Botschaften an Ihre Umwelt. Dies geschieht auch jetzt, wenn Sie diesen Text lesen. Sie haben das Buch in der Hand, sitzen vermutlich bequem auf Sessel oder Couch oder warten auf den nächsten Einsatz. Jeder, der Sie sieht, weiß, dass Sie lesen. Damit senden Sie die Botschaft »Bitte stört mich nicht« oder »Ich möchte jetzt meine Ruhe haben«.

Es existieren drei Arten der Kommunikation:

1. verbale Kommunikation,
2. nonverbale Kommunikation und
3. paraverbale Kommunikation.

Zur verbalen Kommunikation gehört die Sprache mit all ihren Facetten. Bei der nonverbalen Kommunikation senden Sie Botschaften mit Mimik, Gestik, Blickkontakt, Körperhaltung und Kleidung. Beim Austausch von Botschaften beträgt der nicht-sprachliche Anteil etwa 70% und der sprachliche lediglich 30%. Unbewusst schenken wir dem Nichtgesagten oft mehr Glauben und stufen es als wichtiger ein. Die paraverbale Kommunikation ist die der »ungesagten Zwischentöne«. Damit sind Lautäußerungen gemeint, die keine echten Worte sind und die man meist auch nicht schreiben kann. Dazu später mehr.

Tab. 1 ▶ Mit dem Sprechen verbundene und vom Sprechen unabhängige Elemente

mit dem Sprechen verbunden	prosodische Merkmale	Tonhöhe und Melodie
		Lautstärke
		Sprechtempo
	Synchronisierungszeichen	(z.B. Schweigen)
	Sprechstörungen	(z.B. Stottern in einer unangenehmen Situation)
vom Sprechen unabhängig	emotionale Laute	z.B. Babbel»sprache«: »ei-ei-ei«
	paralinguistische Merkmale	Tonfall (z.B. ironisch)
		Klangfarbe (z.B. Flüstern, rauchig-frivol)
	persönliche Stimmbeschaffenheit und Akzent	(z.B. Heiserkeit als Folge einer Erkältung)

Je nachdem, auf welche Sekundärliteratur man sich bezieht, kann man zu den drei Hauptkommunikationsarten noch die olfaktorische und die taktile Kommunikation zählen. (vgl. Kap. 1.1.5/1.1.6)

Bereits Charles Darwin hat sich mit dem »Ausdruck der Gemütsbewegung«, wie er es nannte, mit nonverbaler Kommunikation beschäftigt. Die Verhaltensforschung hat in den beiden letzten Jahrzehnten Fakten über unser körpersprachliches Verhalten gesammelt. Nonverbale Signale sendet der Körper meist direkt, unzensiert und unmittelbar. Deshalb sind sie häufig ehrlicher und unverfälschter als gesprochene Botschaften. Der Sender sendet diese Botschaften meist aus dem Unterbewusstsein, sein Gesprächspartner, der Empfänger, analysiert die Bedeutung der Körpersprache meist ebenfalls nicht bewusst. Man kann sich Bewusstsein und Unterbewusstsein dabei bildhaft als Eisberg vorstellen. Den weitaus kleineren Teil oberhalb der Wasseroberfläche bildet das Bewusstsein. Hier greifen wir willkürlich analysierend und steuernd ein. Unter der Wasseroberfläche liegt jedoch der deutlich größere Teil der Wahrnehmung, das Unterbewusstsein. Mit ihm wertet der Empfänger von Botschaften auch deren Bedeutung. Die entstehenden Gefühle werden dabei in einem sehr alten Gehirnareal interpretiert, im lymbischen System.

Uns ist angeboren, wie wir auf bestimmte Mimik und Gestik reagieren. Auch wenn wir beispielsweise nicht bewusst gelernt haben, dass etwa hochgezogene Augenbrauen und ein leicht nach oben geneigter Kopf auf Überheblichkeit hindeuten, stufen wir den Sender dieser Botschaften als arrogant ein. In den meisten Alltagssituationen sind wir auf diese indirekte Art der Informationsbeschaffung angewiesen. Wir dekodieren nonverbale Botschaften. Dazu werden Empathie und Interpretationsfähigkeit benötigt. Der Gehalt an emotionalen Botschaften, die nur ein Gesichtsausdruck sendet, kann beträchtlich sein. Wir können solch unterschiedliche Empfindungen wie

- Trauer,
- Schmerz,
- Ekel,
- Freude,
- Überraschung,
- Sehnsucht,
- Wut,
- Faszination,
- Müdigkeit u.v.m.

am Gesicht eines Menschen ablesen, ohne dass der Sender etwas gesagt hat.

»Das Gesicht ist der Spiegel der Seele.«

(Cicero, römischer Schriftsteller)

Die These, dass menschliche Gefühle und Stimmungen sich meist im Gesicht eines Menschen widerspiegeln sind und von anderen wahrgenommen werden können, ist bis heute gültig.

Besonders in kritischen Situationen, die von Stress, Emotionalität und Zeitdruck geprägt sind, müssen wir rasch analysieren. Auch im Rettungsdienst ist das kommunikative Umfeld oft hektisch. Dies gilt für die Kommunikation zwischen Patient und Rettungsteam genauso wie für die Kommunikation innerhalb des Teams selbst. Macht der Patient ein ängstliches oder schmerzverzerrtes Gesicht, beantwortet aber die Frage, wie es ihm ginge, mit »einigermaßen«, so schenken wir den nonverbalen Botschaften mehr Glauben, und das ist gut so. Bereits die Vertreter der Psychoanalyse – Freud, Ferencizi und Reich – waren davon überzeugt, dass die genaue Beobachtung nonverbalen Verhaltens Einblicke in die Probleme einer Person erlauben kann, und zwar lange bevor diese Person in der Lage ist, die Probleme auch verbal darzustellen. Nach einer Studie des amerikanischen Psychologen Albert Mehrabian werden nur etwa 7% der emotionalen Bedeutung einer Botschaft durch den expliziten verbalen Kanal transportiert. 38% werden paraverbal über Sprachmelodie und Betonung übermittelt und 55% der Bedeutungen gelangen über das nonverbale Verhalten zum Kommunikationspartner.

1.1.1 Blickkontakt

Die Augen gelten als das Fenster der Seele. Haben Sie sich schon einmal mit jemandem unterhalten, der eine nicht-entspiegelte Sonnenbrille trug? Wenn der Blickkontakt fehlt, kann dies zur Irritation führen. Wenn uns jemand einen »Augen-Blick« schenkt, werten wir dies hingegen als Interesse, Aufmerksamkeit und Sympathie. Wendet jemand seine Augen ab, interpretieren wir dies als Ablehnung, Desinteresse oder Schüchternheit. Oft beginnt man ein Gespräch (oder auch einen Flirt) mit den Augen. Besonders die ersten Sekunden entscheiden darüber, ob Ihnen ein Mensch sympathisch oder unsympathisch ist, der Blickkontakt trägt entscheidend dazu bei. Nutzen Sie diese Tatsache! Schenken Sie Ihrem Patienten als Erstes einen »Augen-Blick«. Sie vermitteln ihm damit das Gefühl, dass er für Sie wichtig und nicht nur irgendein (Not-)Fall ist. Sie senden damit nicht nur die Botschaft »Ich kümmere mich um Dich«, sondern Sie analysieren dabei auch seine Stimmung. An den Augen können Sie Angst, Trauer, Schmerz und viele weitere Emotionen ablesen und rechtzeitig entsprechend darauf reagieren.

In Redensarten und Sprichworten kommt dem Blick eine vielschichtige Bedeutung zu:

- »den bösen Blick haben«,
- »jemandem einen bösen Blick zuwerfen«,
- »jemanden mit Blicken durchbohren«,
- »jemanden mit Blicken bezaubern«,
- »jemanden mit Blicken verschlingen«,
- »im Blickpunkt stehen«.
- »dieser Blick spricht Bände.«

Der Blickkontakt ist sehr von der jeweiligen Kultur eines Menschen abhängig. In vielen Kulturen gilt Augenkontakt als Zeichen von mangelndem Respekt. Deshalb vermeiden Asiaten, Lateinamerikaner, Kariben sowie schwarze Amerikaner aus den Südstaaten beim Gespräch meist den Augenkontakt. Schwarzafrikaner hingegen halten beim Kommunizieren fast ständig Augenkontakt mit ihrem Gesprächspartner. Andere Kulturen würden dies als Anstarren fehlinterpretieren. Araber haben mehr Blickkontakt als Amerikaner oder Europäer. Japaner sehen eher auf den Hals als auf die Augen.

1.1.2 Gestik

Beispiel:
1995 reiste der US-Kongressabgeordnete Bill Richardson in den Irak zu Saddam Hussein, um über die Freilassung von zwei Amerikanern zu verhandeln. Beim Hinsetzen kreuzte er seine Beine, so dass Hussein seine Schuhsohlen sehen konnte, woraufhin dieser abrupt den Raum verließ und die Verhandlung abgebrochen war. Die Schuhsohle gilt in manchen arabischen Kulturen als schmutzigster Teil der Bekleidung, und es ist deshalb eine große Beleidigung, sie jemand anderem zu zeigen.

Als Geste definiert man eine Handlung, die einem Zusehenden ein optisches Signal übermittelt (Geste = beobachtete Handlung). Viele unserer Gesten haben ihren Ursprung in der Vergangenheit. So kann das lehrerhafte Drohen mit dem Zeigefinger als ein ritualisierter Stockhieb angesehen werden, der Schlag mit der Faust auf den Tisch als Verprügeln des Gegners, und das Achselzucken als das Abschütteln einer Last. Weiterhin ist das Herausstrecken der Zunge ein Zeichen der Abneigung oder des Abscheus und hat seinen Ursprung im Ausspucken ekelhafter Nahrung.

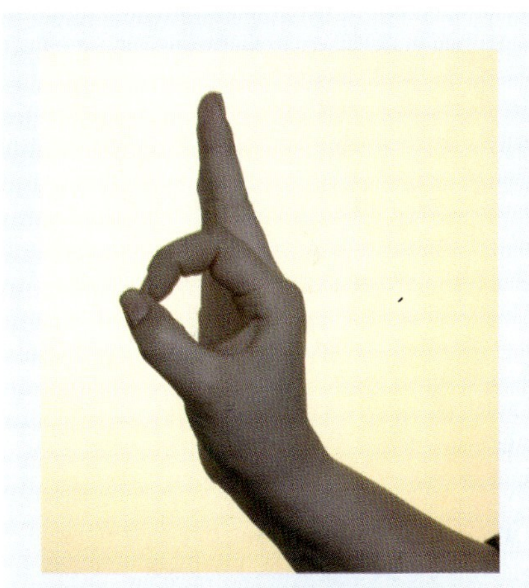

Abb. 1 ▶ Nicht eindeutig: »alles o.k.« - oder eine Beleidigung

Gesten sind kulturell unterschiedlich und deshalb nicht immer eindeutig. Ein mit Daumen und Zeigefinger geformtes »O« kann heißen: »gut gemacht«, »alles o.k.«, oder es kann eine Beschimpfung sein. Dies wird besonders beim Umgang mit Patienten anderer Kulturen deutlich. (vgl. auch Kapitel 4.4).

Die in Abbildung 1 dargestellte Geste kann – abhängig von dem Land, in dem sie gebraucht wird – über folgende Bedeutungen verfügen:

- in Nordamerika und Europa: »o.k.«, »gut so«,
- in Frankreich, Belgien und Tunesien: »Null«, »wertlos«,
- in Japan: »Geld«,
- in Deutschland, Sardinien, Malta, Tunesien, Griechenland, Türkei, Russland, dem nahen Osten sowie Teilen Südamerikas: »Arschloch« oder Homosexueller.

Auch diese Geste in Abbildung 2 kann auf vielerlei Weisen ausgelegt werden:

- in den USA und vielen weiteren Ländern: »prima!«, »hervorragend«,
- in Australien und Nigeria: »verpiss dich!«,
- in Deutschland: »ein«,
- in Japan: »fünf«,
- in vielen weiteren Ländern: beim Autostoppen verwendet, aber nicht in Australien und Nigeria (siehe oben).

Wenn wir ratlos sind, kratzen wir uns manchmal am Kinn, eine so genannte Kopf-Hand-Geste. In arabischen Ländern ist dies jedoch eine heftige Beschimpfung! Die griechische Beschimpfungsgeste »Mouiza«, bei der dem Beschimpften die Handfläche mit gespreizten Fingern entgegengestreckt wird, ist ein ritualisiertes Bewerfen mit Dreck: Sie geht zurück auf die Handbewegung, mit der einst den durch die Straßen geführten Verbrechern und Gefangenen Kot ins Gesicht geworfen wurde. Bei uns hingegen würde diese Geste als das Zeichen für »Stopp« gewertet.

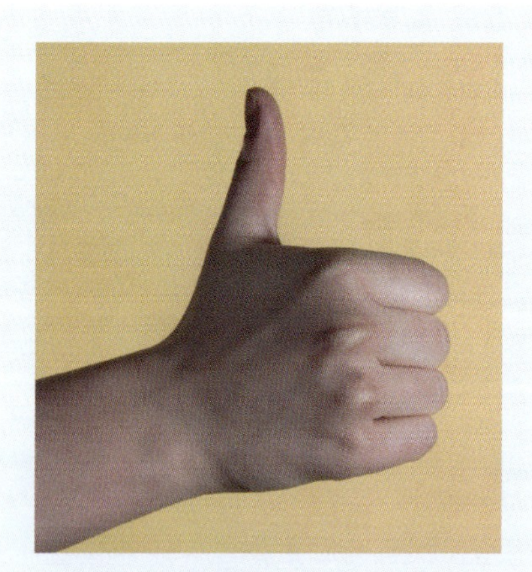

Abb. 2 ▶ Je nach Land: »prima« oder »verpiss Dich!«

1.1.3 Mimik

Für ein Lächeln müssen Sie erheblich weniger Gesichtsmuskeln anspannen als für einen traurigen oder grimmigen Gesichtsausdruck, nämlich nur 17 statt 43! Lächeln entspannt Sie und Ihren Kommunikationspartner. Das ist aber nicht immer einfach: Wenn Sie mit Kreislaufkoffer und Defibrillator die Treppen zum 6. Stock erklommen haben und atemlos den Patienten begrüßen, ist Ihnen wahrscheinlich nicht gerade nach Lächeln zumute. Probieren Sie es trotzdem aus. Es entspannt die Situation. Mit einem Lächeln vermitteln Sie dem Patienten das Gefühl, dass die Lage nicht so ernst ist, wie er vielleicht vermutet, und Sie entspannen ihn dabei.

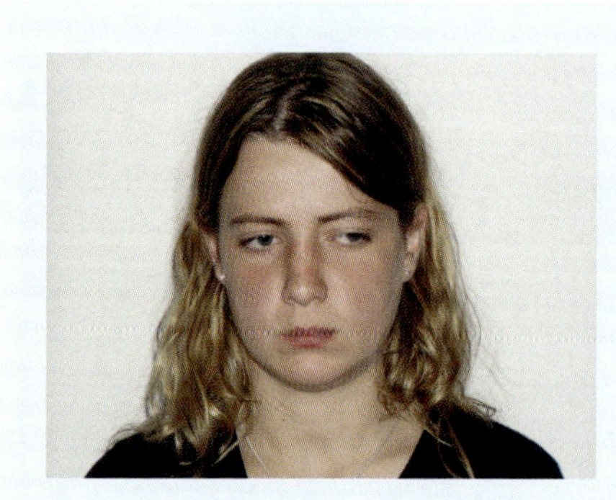

Abb. 3 ▶ Trauer

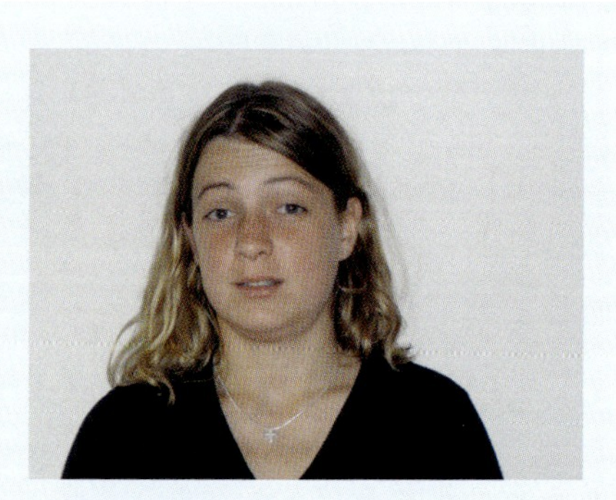

Abb. 4 ▶ Angst

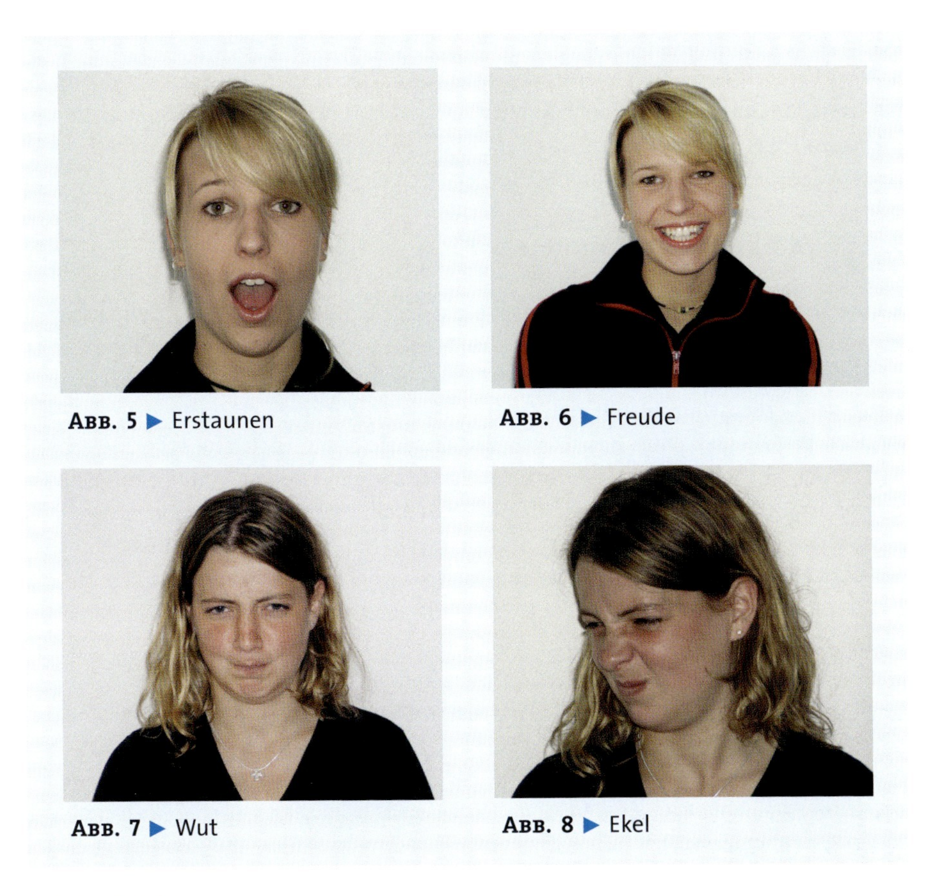

Abb. 5 ▶ Erstaunen

Abb. 6 ▶ Freude

Abb. 7 ▶ Wut

Abb. 8 ▶ Ekel

1.1.4 Kleidung

Auch mit der Kleidung senden Sie Botschaften. Gerade Uniformen und andere Dienstkleidung wirken auf den Kommunikationspartner. Wenn Sie im Einsatz »Weißzeug« tragen, kann dies einerseits Kompetenz und Sicherheit ausstrahlen. Wer aber bereits schlechte Erfahrungen mit der Medizin an sich gemacht hat, bei dem wird eher Unbehagen oder gar Angst ausgelöst. Eine blutbefleckte Hose sendet ein Meer von Botschaften:

- Ich habe heute schon gearbeitet.
- Ich hatte gerade einen blutigen Einsatz.
- Ich habe Stress und hatte keine Zeit, mich umzuziehen.
- Ich bin fleißig.
- Ich bin schmutzig.
- Hygiene ist mir nicht so wichtig.
- Auch bei Ihnen kann es gleich bluten.

So zumindest kann der Empfänger die Signale einer befleckten Hose deuten. Dabei wird er von seinem Unterbewusstsein und seinen bisherigen Erfahrungen beeinflusst. Wenn der

Organisatorische Leiter oder der Leitende Notarzt sich bei einer Großschadenslage einen ersten Überblick verschaffen möchte, wäre die beste Dienstkleidung für ihn ein unauffälliger Overall in Grau oder Blau, denn so bekleidet würde er nicht von den Patienten um medizinische Hilfe gebeten werden, was ihn von seiner eigentlichen momentanen Arbeit ablenkt. Aus Aspekten der Sicherheit ist dies natürlich nicht zu realisieren.

1.1.5 Olfaktorische Kommunikation

Bei der olfaktorischen Kommunikation nehmen wir Reize mit der Nase auf. Geruchssignale spielen besonders eine Rolle wenn es darum geht, Sympathie oder Antipathie zu empfinden. Die Äußerung »Ich kann Dich nicht riechen« ist dann wörtlich zu verstehen. Auch wenn der Geruchssinn in früheren Zeiten für den Menschen eine weitaus größere Bedeutung besaß, spielt er bei der Kommunikation auch heute noch eine Rolle. Die apokrinen Drüsen der Achselhöhlen, der Anal- und Genitalgegend und im Vorhof der Brustwarzen senden Duftstoffe aus. Ein Notfallpatient mit einer strengen Duftnote veranlasst uns nicht selten dazu, ihn als ungepflegt abzustempeln. Notfälle und Stresssituationen können aber auch dazu führen, dass man die Kontrolle über seine Körperfunktionen verliert. Der Geruch von Erbrochenem, Kot oder Urin darf nicht dazu führen, den Patienten nicht optimal zu betreuen.

1.1.6 Taktile / haptische Kommunikation

Wir senden auch dadurch Botschaften, dass wir andere Menschen berühren. Die Grenze zwischen angenehm und störend ist dabei fließend. Jeder diagnostische Körperkontakt sollte dem Patienten vorher mitgeteilt werden. Einem ansprechbaren Patienten ohne Vorwarnung den Mund zu öffnen oder bei ihm eine neurologische Untersuchung vorzunehmen, entspricht keinesfalls einem akzeptablen Verhalten. Behutsamer Körperkontakt allerdings vermittelt das Gefühl von Nähe, Wärme und Geborgenheit. Besonders Kinder und ältere Patienten sprechen positiv darauf an. Es spricht auch nichts dagegen, einen Angehörigen tröstend in den Arm zu nehmen. Neben dem Mediziner sind wir auch Menschen, und unser Notfallpatient ist es auch! Körperberührungen werden jedoch von Kultur zu Kultur sehr unterschiedlich gewertet. Eine verschleierte Muslimin zu umarmen, könnte der falsche Weg zur Vertrauensbildung sein.

1.2 Verbale Kommunikation

1.2.1 Sprache und Betonung

»Im richtigen Ton kann man alles sagen, im falschen Ton nichts«

(George Bernard Shaw, irischer Schriftsteller)

Die menschliche Stimme ist wohl das ausdrucksstärkste Mittel, das uns zur Kommunikation zur Verfügung steht. Die Stimme ist die Visitenkarte unserer Persönlichkeit. Wenn Sie schon mal die Stimme von Susi Müller aus der »Herzblatt-Show« gehört haben, wissen Sie, was gemeint ist. Ihre Stimme betört, sie ist dunkel, schmachtend, verlockend. Wem ist es nicht schon einmal so ergangen, dass er sich nach einem Gespräch von dem ihm unbekannten Gesprächspartner »ein Bild« macht, sich vorstellt, wie er oder sie aussieht (und später beim ersten Sichtkontakt eventuell enttäuscht ist)?

▶ *Sprachliche Entwicklung*

Bereits im dritten bis vierten Schwangerschaftsmonat kann ein Fötus im Mutterleib hören. Er reagiert auf laute Umweltgeräusche. In stark gedämpfter Form hört der er die Sprache der Mutter. Obwohl er das Gehörte nicht versteht, wird er mit dem Sprachklang vertraut und nimmt mit der Betonungscharakteristik auch starke, mit Sprache verbundene Emotionen wahr. So gewinnt der Begriff »Muttersprache« eine tiefere Bedeutung. Experimente zeigen, dass Neugeborene ihre Muttersprache von Fremdsprachen unterscheiden können. Noch vor der Vollendung unseres zweiten Lebensjahres sprechen wir unsere ersten Worte: Mama, Papa, Bagger, Auto.

Einen Überblick zur Chronologie der sprachlichen Entwicklung liefert die folgende Aufzählung:

- Schreien (Geburt),
- frühe Vokalisationen (1 – 6 Monate),
- Gurren (ca. 1,5 Monate),
- Lachen (ca. 2 Monate) ,
- einfache Artikulation von Konsonanten (ca. 3 Monate),
- Nachahmung von Vokalen (ca. 4 Monate),
- Lallstadium; Reduplikation von Konsonant-Vokal-Verbindungen (6 – 10 Monate),
- Sprechen; Bildung erster Wörter (ab 10 – 14 Monate),
- Abschluss der phonologischen Entwicklung (ca. 5 – 6 Jahre).

▶ *Bedeutung der Sprache*

Die Sprache wird u.a. durch folgende Faktoren beeinflusst.

- Betonung,
- Lautstärke,
- Sprachmelodie,
- Sprachtempo,
- Sprechpausen,
- Deutlichkeit,
- Dialekt,
- Sprachfehler (Lispeln, Stottern),
- Atemtechnik.

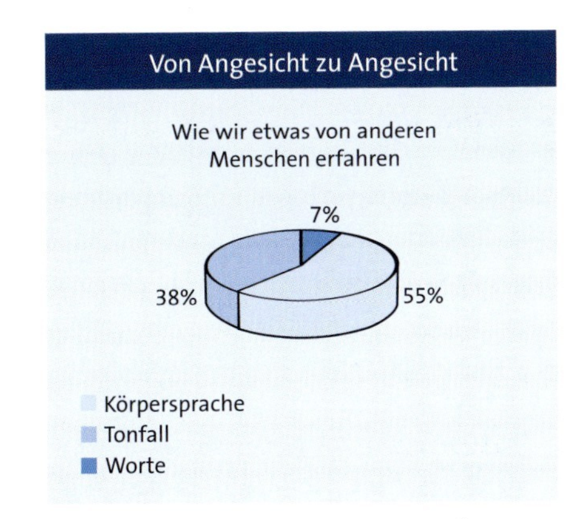

Abb. 9 ▶ Wie wir etwas von anderen Menschen erfahren – von Angesicht zu Angesicht

Nach den Forschungsergebnissen von Albert Mehrabian zur Wirkung nonverbaler Kommunikation hängen 55% der Wirkung einer Botschaft von der Körpersprache (Auftreten, Bewegungen, Gestik, Mimik) und 38% von der Stimme ab.

▶ *Übung*

Lesen Sie die unten stehenden Sätze und lassen Sie sie auf sich wirken:

1. »Guten Abend, meine Damen und Herren, hier ist das Erste Deutsche Fernsehen mit der Tagesschau.«
2. »Bitte legen Sie nicht auf, der nächste freie Platz wird Sie bedienen.«
3. »Hasta la vista, Baby!«

Wenn Sie die Sätze schon mal gehört haben, werden Sie sich vermutlich nicht nur an die Worte, sondern auch an die Betonung und die Sprachmelodie erinnern, mit denen sie geäußert wurden. Wird eine verbale Botschaft falsch betont, kann sie eine vollkommen andere Bedeutung bekommen. Besonders in Stresssituationen sind wir für derartige »Zwischentöne« sensibel. Ein Notfallpatient nimmt die Betonung von Fragen oder Aussagen nicht weniger, sondern sogar deutlicher wahr: Sie kommen zum Patienten, stellen sich vor und fragen ihn: »Warum haben Sie uns gerufen?«. Wenn auch nur ein Hauch Hektik in der Stimme liegt, wird er es so auffassen, als wenn er lieber nicht hätte anrufen sollen und er Sie gestört hat. Die Wirkung einer bestimmten Betonung lässt sich bereits an sehr kurzen Äußerungen feststellen. So kann die Aufforderung »Lass mich!« je nach Betonung entweder »Lass mich in Ruhe!« oder aber »Lass mich mal ran!« bedeuten.

Haben wir nicht die Möglichkeit, die Körpersprache des Kommunikationspartners zu sehen, wird der Tonfall noch wichtiger. Worte spielen in diesem Fall zu 14% eine Rolle, der Tonfall zu 86%. Besonders für Mitarbeiter der Leitstelle ist dies wichtig. Wenn man mit vor Nervosität bebender Stimme »Bleiben Sie ruhig« ins Telefon haucht, wird sich der Anrufer davon wenig überzeugen lassen. Umgekehrt heißt dies: Wenn wir zu einem Patienten oder einem Kollegen keinen verbalen Kontakt aufnehmen können, müssen wir unsere Mimik und Gestik besonders sorgfältig im Griff haben. Dies ist beispielsweise bei gehörlosen Patienten oder bei extremem Lärm an der Einsatzstelle der Fall.

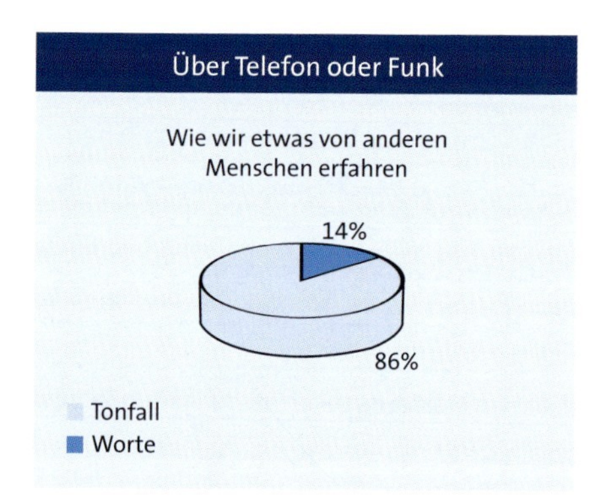

Abb. 10 ▶ Wie wir etwas von anderen Menschen erfahren – über Telefon oder Funk

Die Sprechwirkungsforscher Professor Hartwig Eckert, Universität Flensburg, und John Laver, Universität Edinburgh, kamen in ihren Untersuchungen zu einem ähnlichen Ergebnis: »Nicht was wir sagen, sondern wie wir es sagen, ist für die zwischenmenschliche Beziehung von allergrößter Bedeutung«, schreiben sie in ihrem Standardwerk *Menschen und ihre Stimmen*.

▶ *Mit der Stimme wirken*

Nur zehn Worte genügen, um beim Gegenüber Ablehnung oder Zuwendung hervorzurufen.

1. *Helle Stimmen* werden nach jüngsten Erkenntnissen zwar besser wahrgenommen als dunkle, gelten aber als kindlich und zu emotional.
2. Eine *tiefe Stimme* lässt den Sprecher Vertrauen erweckend und kompetent wirken.
3. *Sprechpausen* erwecken Neugier und erzeugen einen Spannungsbogen. (Zuviel des Guten lässt den Zuhörer jedoch ermüden.)
4. Eine *langsame Sprechweise* wirkt kompetent, wenn der Sprecher deutlich spricht und gut betont.
5. Wird jedoch *langsam* gesprochen, *ohne effektiv zu betonen*, klingt die Stimme (und ihr Sprecher) langweilig. Wer kennt nicht Redner, Lehrer oder Dozenten, die es fertig bringen, eine Stunde lang monoton zu reden, ohne die Stimme abzusenken oder zu heben?
6. Eine *Variation der Lautstärke* weckt beim Zuhörer Interesse und sichert Aufmerksamkeit. Wenn Sie mit einem Patienten oder Kollegen kommunizieren, der Ihnen nicht richtig zuhört, werden Sie nicht lauter sondern leiser! So ist Ihr Kommunikationspartner gezwungen, sich mehr zu konzentrieren oder seine eigene (zu laute) Stimme zu senken.

»Die Stimme eines Menschen ist sein zweites Gesicht«.

(Gerard Bauer, Schweizer Diplomat)

1.3 Paraverbale Kommunikation – fast ohne Worte

Stellen Sie sich vor, Sie bringen Ihr Auto in die Werkstatt, weil der Motor nicht so klingt wie sonst. Der Meister öffnet die Motorhaube, schaut besorgt auf das »Herz« Ihres bis dato treuen Pkw, murmelt ein viel sagendes nasales »Hmm-Hmm« und schüttelt den Kopf. Obwohl er noch gar nichts gesagt hat, gehen Ihnen Gedanken wie »Das wird teuer« oder »Ich war doch immer zur Inspektion« durch den Kopf. Bei einem Patienten ist dies nicht anders. Gerade in Stresssituationen nimmt man paraverbale Gesten extrem(er) wahr und schenkt ihnen viel – möglicherweise zuviel – Bedeutung. Wenn Sie zu einem gestürzten, blutenden und verängstigten Fahrradfahrer kommen und ihm bereits bei der Begrüßung ein »Oh-oh« entgegenbringen, fördert dies nicht gerade die Patientenbeziehung. Es spielt dabei keine Rolle, warum Sie sich so äußern und ob es wirklich auf den Patienten bezogen ist. Auch wenn Sie dabei denken: »Oh-oh, das teure BMX-Rad«, oder »Oh-oh, ich höre mein Handy, hab' vergessen, es auszuschalten«: Der Patient hört aus Ihrer paraverbalen Äußerung: »So schlimm ist es«, oder »Wie kann ich hier nur helfen«, oder »Ich fühle mich überfordert«.

Besonders in der Anfangsphase bildet sich der Patient ein Urteil über Sie und die Situation, seien Sie also besonders hier sparsam mit paraverbalen Äußerungen.

2 Psychologische Modelle der Kommunikation

2.1 Zuhören als Feedback-Instrument

MATTHIAS BASTIGKEIT

Dass Kommunikation wichtig für das Team Rettungsdienst-Patient ist, leuchtet ein. Kommunizieren ist jedoch nicht nur die Vermittlung von verbalen und nonverbalen Botschaften. Kommunikation besteht zu einem großen Teil auch aus richtigem Zuhören. Aktives und empathisches Zuhören ist eine der wichtigsten Voraussetzungen, damit ein effizientes Patientengespräch zustande kommt. Aktives Zuhören ist oft schwieriger als Sprechen, deshalb hat der Rettungsassistent oder Arzt im Gespräch den schwierigeren Part.

»Hat die Infusion viele Nebenwirkungen?«, fragt der Patient. Darauf nur mit einem ausweichenden »Es geht so« zu antworten heißt, fast taub zu sein. In Fragen und Aussagen verbergen sich oft versteckte Botschaften. Der Rettungsassistent muss versuchen, ein Ohr für die Hintergründe, das Unausgesprochene und die Zwischentöne zu entwickeln. Die versteckte Botschaft des Patienten ist »Ich habe Angst« und »Hilf mir!«. Darauf muss der Zuhörer eingehen, sonst fühlt sich der Patient über-hört.

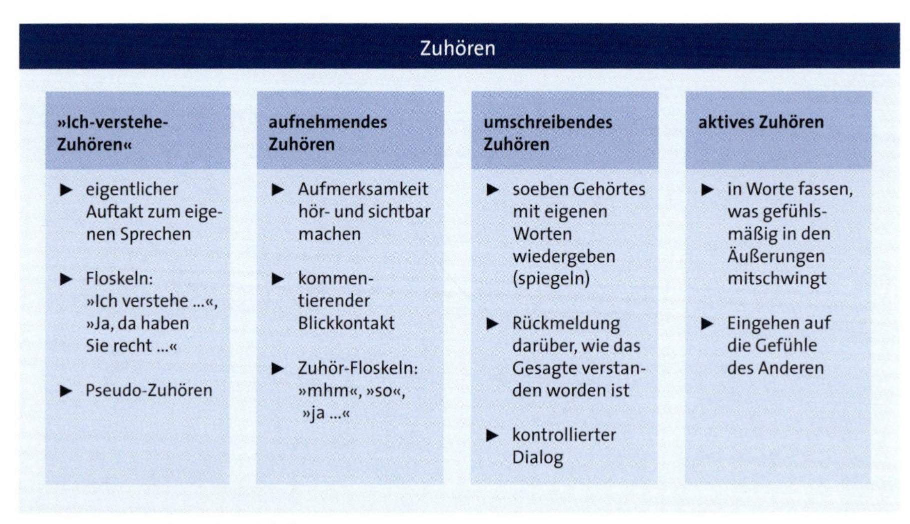

ABB. 11 ▶ »Arten des Zuhörens«

Zuhören ist eine Aktivität des Hörers. Diese kann sich verbal oder nonverbal ausdrücken. Man kann vier Formen des Zuhörens unterscheiden, die das folgenden Kapitel beschreibt.

2.1.1 Voraussetzungen für aktives Zuhören

- Interesse,
- Bereitschaft, zuzuhören,
- Fähigkeit, zuzuhören,
- vollständige Präsenz.

Wichtig ist, dass der Rettungsassistent oder der Notarzt seinem Patienten die aufnahmebereite Zuwendung signalisiert. Dies kann durch nonverbale Zeichen wie Blickkontakt, Körperhaltung, Ausdrucksbewegung, die durch den Gebrauch verbaler Elemente verstärkt werden – der umgekehrte Fall gilt ebenso –, oder durch ergänzende und klärende Aussagen und Fragen geschehen. Aktives Zuhören bedeutet daher:

- Zugewandtsein,
- Interesse signalisieren,
- die Botschaft aufnehmen und
- die Botschaft annehmen.

▶ *Ausreden lassen!*

Seinem Gesprächspartner das Gefühl zu vermitteln, nicht zuzuhören, ist schlimm. Es gibt aber noch eine Steigerung: das Unterbrechen. Unterbrechen ist die extreme Umkehrung des Zuhörens, ein Gesprächzerstörer ersten Ranges. Zuhören ist eine aktive Form des Schweigens, Unterbrechen bedeutet, den Zuhörer zu verletzen. Schweigen in Form des aktiven Zuhörens ist manchmal die einzig angemessene Gesprächsform. Beim Zuhörer darf jedoch nicht der Eindruck von Teilnahmslosigkeit oder Desinteresse entstehen. Wenn Sie einem leicht verletzten Patienten, der sich Sorgen um seine bei einem Verkehrsunfall verletzten Angehörigen macht, nur die Hand halten, ist dies auch aktives Zuhören. Wenn er jedoch merkt, dass Sie auf die Uhr sehen oder das Einsatzgeschehen verfolgen, wird er sich missachtet fühlen.

Was aktives Zuhören beim Gesprächspartner auslöst:

- Er fühlt sich als Persönlichkeit mit seinem Problem angenommen,
- er wird gelöster und reagiert weniger emotional,
- er kann sich auf das Wesentliche besser konzentrieren,
- er braucht weniger Zeit, um sich klar auszudrücken,
- er hat das sichere Gefühl, dass sein Gegenüber »anwesend« ist und sich auf ihn einstellt.

Zuhören erfordert Geduld, Konzentration, Disziplin, analytisches Denken, Zeit und ein Gespür für Zwischentöne. Der Spagat zwischen Zeitdruck und geduldigem Zuhören ist nicht immer einfach, aber die Mühe lohnt sich – für beide Seiten.

> *»Am besten überzeugt man andere mit den Ohren – indem man ihnen zuhört«*
>
> (Dean Rusk, ehemaliger US-Außenminister)

2.1.2 Wahrnehmung steht am Anfang

Bevor wir kommunizieren, nehmen wir unsere Umgebung und unseren Kommunikationspartner wahr. Diese Wahrnehmung beeinflusst die Kommunikation maßgeblich. Das Wort »Wahrnehmung« beinhaltet die Silbe »wahr« – ein sehr wichtiger Sachverhalt, versucht man herauszufinden, warum es beim Wahrnehmen zu Schwierigkeiten kommen kann: Der Grund dafür ist, dass es für verschiedene Menschen unterschiedliche Wahrheiten gibt. Die Wahrheit der Wahrnehmung ist nicht valide. Sie wird von Gestaltgesetzen, Erwartungen und Vorerfahrungen bestimmt. Die Aussage »Ich habe einen alten Patienten versorgt« spiegelt dies wider. Für einen Praktikanten von 15 Jahren ist ein Patient vielleicht schon alt, wenn er über 50 Jahre ist, für einen 35-jährigen Rettungsassistenten bedeutet »alt« möglicherweise »mehr als 70 Jahre«.

Über unsere Sinnesorgane nehmen wir Licht, Schall, Temperatur usw. auf, die durch das Nervensystem verarbeitet und schließlich zu psychischen Vorgängen – im Sinne von Eindrücken – werden. Die Art des Vorgangs, der zu einer Sinnesart gehört, wird als »Empfindung« bezeichnet. Beispiele hierfür sind Helligkeit und Farbe, Lautstärke und Tonhöhe, Wärme, Geschmack, Duft, Gestank etc.

Der Wahrnehmungsprozess besteht aus mehreren Stationen:

1. Reiz,
2. Erregung,
3. Empfindung,
4. Wahrnehmung,
5. Reaktion.

Damit wir uns unserer Umwelt rasch anpassen können, muss dieser Vorgang rational organisiert und schnell strukturiert sein. Mit einem Minimum an Informationen muss ein Maximum an Überblick gewonnen werden. Damit dies möglich ist, filtert und vereinfacht unser Gehirn Reize. Dazu zählt auch die Assimilation: Eine kontinuierliche Reizveränderung (wenn beispielsweise die Temperatur langsam ansteigt, ein Geräusch langsam lauter und es nur langsam heller wird) nehmen wir nicht wahr. Bei der Wahrnehmung eines Reizes setzt sich immer die Strukturierung durch, die zu einer einfachen und klaren Gestalt führt. Außerdem werden nebensächliche Reize ausgeblendet. Wenn wir uns auf das Steuern eines Fahrzeuges konzentrieren, blendet unser Gehirn als Schutz vor Reizüberflutung unwichtige Reize aus.

▶ *Verschlüsseln und Kodieren*

Informationen gelangen nicht sofort und im Ganzen in unser Gedächtnis. Sie werden stufenweise abgespeichert:

1. Eine Information in Form eines sinnlich wahrnehmbaren Reizes erreicht uns. Hierbei kann es sich um einen visuellen, auditiven, haptischen, olfaktorischen oder geschmacklichen Reiz handeln. Die eintreffende *Informationsmenge* ist von der Art des Reizes abhängig: Geruchsreize können etwa 20 Bit pro Sekunde enthalten, visuelle hingegen ca. 10 Millionen Bit.
2. Der wahrnehmbare Reiz trifft auf eine *Sinneszelle*, die ihn in Form eines elektrischen *Erregungsimpulses* an eine *Nervenzelle* und ihre Synapse weitergibt. Er befindet sich nun im Ultrakurzzeitgedächtnis.
3. Der elektrische *Erregungsimpuls* beginnt zwischen den Synapsen verschiedener Nervenzellen zu kreisen. Im Netzwerk der Nervenzelle hinterlässt er dabei charakteristische molekulare Spuren, die sich chemisch im Gehirn einprägen. Diese bilden das Kurzzeitgedächtnis. Nervenbahnen sind zunächst noch nicht

gefestigt. Erst später entstehen solide Verbindungen, die dann das Langzeitgedächtnis bilden. Diese Verbindungen werden als *Engramme* bezeichnet. Diese Engramme sind für unser Bewusstsein von großer Bedeutung. Von ihnen hängt alles ab, denn beim Vorgang des Sich-Erinnerns wird das Gehirn später auf sie zugreifen. Ist dort, wo entsprechende Informationen vermutetet werden, nichts oder etwas anderes gespeichert, kommt es zu Störungen.

▶ *Fehler bei der Wahrnehmung*

Bestimmte Umstände tragen dazu bei, dass die Wahrnehmung beeinflusst wird. Dazu ein Experiment: Zählen Sie, wie oft der Buchstabe »F« in dem folgenden Satz vorkommt:

> FINISHED FILES ARE THE RESULT
> OF YEARS OF SCIENTIFIC
> STUDY COMBINED WITH THE
> EXPERIENCE OF YEARS.

Wie viele haben Sie gezählt? Drei? Es sind mehr! Vier? Noch mehr! Fünf? Gut, aber leider auch falsch: Tatsächlich kommt der Buchstabe F sechsmal in dem Satz vor! Zählen Sie noch einmal, und berücksichtigen Sie diesmal auch die F's in dem Wort »of«. Denn dieses F hat Ihr Tor zur Wahrnehmung nicht passiert. Der Mensch kann so genannte Negierungen (Verneinungen) nicht verarbeiten und blendet Worte und Silben wie »nicht«, »un-« oder auch »of(f)« aus. Wenn Sie zu einem Patienten sagen: »Sie werden keine Schmerzen haben«, nimmt er das Wort »keine« nicht wahr. Es gibt noch ein Un-Wort, das das Gesagte ins Gegenteil umkehrt: das Wort »eigentlich«. »Ich bin eigentlich ganz gut in Pharmakologie« heißt, »Ich habe da meine Schwächen«. »Sie sind eigentlich nicht schlimm verletzt« bedeutet für den Patienten das Gegenteil.

Das Gehirn neigt dazu, bekannte Muster zu vervollständigen. Dies zeigt das folgende Beispiel:

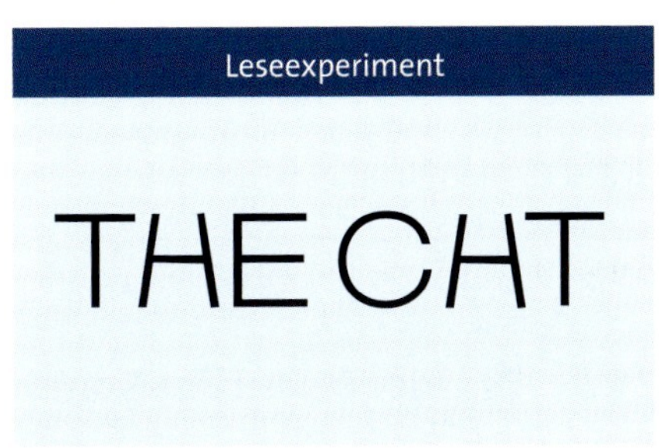

Abb. 12 ▶ H oder A – das Gehirn bestimmt selbst

Mit grundlegenden Kenntnissen der englischen Sprache liest man »THE CAT«. Dasselbe Symbol wird einmal als »H« und ein anderes Mal als »A« interpretiert. Ähnliches kann auch im Rettungsdienstalltag passieren. Derjenige, dessen Muster der Erinnerung für das Symptom »verwaschene Sprache« eine Gleichsetzung mit »Apoplex« beinhaltet, nimmt beim Patienten einen Schlaganfall wahr. Er wird versuchen, sich dies selbst durch seine Diagnosefindung zu »beweisen« und dabei gegebenenfalls eine eventuell vorhandene Hypoglykämie oder einen zerebralen raumfordernden Prozess übersehen.

Immer wenn es zu Kommunikationsschwierigkeiten mit Patienten oder Kollegen kommt, sollte der Sender der Botschaft sich fragen, ob beide Partner dieselbe Wahrnehmung haben. Oft hilft schon ein einfaches »Wie meinst Du das?« dabei, den Kommunikationsknoten zu entwirren. Außerdem sollte das Rettungsteam nicht vergessen, dass Notfallstress die Wahrnehmung sowohl des Patienten als auch die des medizinischen Personals verändert.

2.2 Das Kommunikationsquadrat im Rettungsdienst

H. Alsleben

2.2.1 Einleitung

Sind zwei Menschen miteinander im Gespräch, sind beide gleichzeitig Sender und Empfänger ihrer wechselseitigen Äußerungen. Ihre Verständigung gelingt, wenn die gegenseitige Entschlüsselung der Botschaften erfolgreich verläuft. Nicht immer kommt jedoch beim Empfänger genau das an, was ihm der Sender mitteilen wollte. Dies ist den Beteiligten oft nicht bewusst. Doch wenn Menschen miteinander kommunizieren, treten Unklarheiten und Missverständnisse immer wieder auf. Sicher haben Sie selber schon einmal eine Situation erlebt, in der Ihr Gesprächspartner für Sie unverständlich auf das von Ihnen Gesagte reagiert hat. Oder sie können sich umgekehrt an eine Begebenheit erinnern, in der Sie sich nicht sicher waren, was Ihr Gegenüber eigentlich von Ihnen wollte. Im Rettungsdienst können Störungen in der Kommunikation den Ablauf eines Notfalleinsatzes negativ beeinflussen und damit wertvolle Zeit kosten. Denn die besondere Situation eines Rettungseinsatzes erfordert einen möglichst schnellen und reibungslosen Ablauf in der Patientenversorgung. Dazu gehört auch eine funktionierende Kommunikation zwischen Rettungsteam und Patienten, bzw. zwischen den am Einsatz beteiligten Rettern.

In diesem Kapitel wird Ihnen das Kommunikationsquadrat vorgestellt (Schulz von Thun 1981 ff.): ein psychologisches Modell, das sich vielfach bewährt hat, um Störungen in der Kommunikation zu analysieren und besser zu verstehen oder ihnen durch eine erhöhte Sensibilität vorzubeugen. Die Entwicklung des Modells geht zurück auf Friedemann Schulz von Thun, Professor für Pädagogische Psychologie an der Universität Hamburg.

2.2.2 Die vier Seiten des Kommunikationsquadrats

Wenn Menschen miteinander kommunizieren, sind immer vier Aspekte gleichzeitig mit im Spiel:

1. Sachinhalt,
2. Selbstkundgabe,
3. Beziehungshinweis und
4. Appell.

Das Kommunikationsquadrat berücksichtigt sowohl den Sender als auch den Empfänger einer Nachricht. Direkt (man bezeichnet dies als explizit) oder indirekt (implizit) sprechen

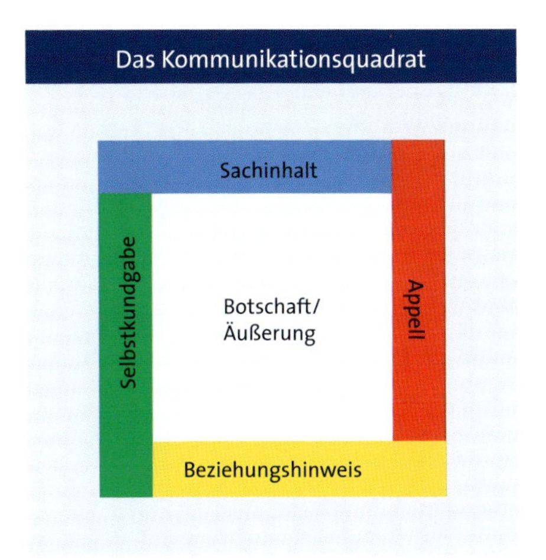

Abb. 13 ▶ Das Kommunikationsquadrat (nach Schulz von Thun 1981)

wir mit »vier Schnäbeln« und hören mit »vier Ohren«. Klarheit in der Kommunikation ist somit also eine vierdimensionale Angelegenheit. Alle vier »Ohren« und »Schnäbel« sind in ihrer Bedeutung als gleichwertig anzusehen. Von Mensch zu Mensch sind sie jedoch unterschiedlich stark ausgeprägt und sensibel. In den folgenden Abschnitten wird dargestellt, was die vier Seiten des Kommunikationsquadrats beinhalten und welche Bedeutungen sich hieraus für Ihren Rettungsdienstalltag ergeben.

▶ *Sachinhalt – die »blaue« Seite einer Äußerung*

Durch den Sachschnabel gesprochen wird mitgeteilt, worüber der Sender seinen Gesprächpartner informieren möchte. Dies erfolgt zumeist explizit (direkt). Im Vordergrund steht die Weitergabe oder der Austausch von Sachinformationen, Fakten und Argumenten. Die Sachseite hat einen hohen Stellenwert im beruflichen Kontext. Neben der Sachlichkeit steht dabei die Verständlichkeit von Informationen im Vordergrund. Für Ihren Alltag als Rettungsdienstmitarbeiter heißt das: »Wie kann ich meinen Patienten oder anderen Beteiligten Informationen klar und verständlich vermitteln?« und »Wie kann ich dafür sorgen, dass mein Gegenüber alle für ihn relevanten Informationen in ausreichender Form erhält?« Wie können Sie beispielsweise den Patienten darüber informieren, dass ein rascher Transport ins nächste Krankenhaus dringend erforderlich ist? Demgegenüber ist das Sachohr des Empfängers damit beschäftigt, herauszuhören wie der Sachverhalt zu verstehen ist, was der Sender mitteilen möchte und worum es ihm dabei genau geht.

Tab. 2 ▶ Zusammenfassung: Sachinhalts-Seite einer Äußerung

	Blauer Schnabel / Sender	**Blaues Ohr / Empfänger**
Sachinhalt	Sachinformationen: ▶ worüber ich informiere ▶ was ich mitteilen möchte	Sachverständnis: ▶ Welche Informationen höre ich heraus? ▶ Worum geht es? ▶ Wie ist der Sachverhalt zu verstehen? ▶ Was will der Sender mir mitteilen?

Hierzu ein Beispiel aus dem Rettungsdienstalltag:

Ein Patient fragt während der Erstversorgung am Unfallort den Rettungsassistenten: »Sind Sie etwa kein Arzt?«

Die Bedeutung dieser Äußerung im Hinblick auf den Sachinhalt stellt Tabelle 3 dar.

Tab. 3 ▶ Beispiel aus dem Rettungsdienst / Sachinhalt

	Sachschnabel Sender: Patient	**Sachohr Empfänger: Rettungsassistent**
Sachinhalt	▶ Was sind Sie von Beruf?	▶ Was sind Sie von Beruf?

Die Sachseite einer Nachricht stellt das Klären von Sachverhalten, eine gegenseitige Verständlichkeit und das gemeinsame Finden von Lösungen für bestehende Probleme in den Vordergrund. Hinter sachlich dargestellten Problemen können sich in Wirklichkeit allerdings auch zwischenmenschliche Beziehungsprobleme verbergen, die eventuell im Verborgenen bleiben und unterschwellig weiter bestehen.

▶ *Selbstkundgabe – die »grüne« Seite einer Äußerung*

Mit dem, was Sie sagen und wie Sie es sagen, stellen Sie sich selber dar – ob von Ihnen beabsichtigt oder nicht. Anders ausgedrückt: »Immer wenn Sie etwas von sich geben, geben Sie auch etwas von sich selbst preis«. In jeder Äußerung steckt auch eine Selbstkundgabe. Diese kann explizit in Form einer Ich-Botschaft mitgeteilt werden oder implizit zwischen den Zeilen. Bei jeder Aussage spielt neben der Selbstkundgabe (»So einer bin ich«) auch Authentizität (»So ist mir ums Herz«) eine Rolle. Dieser Sachverhalt wird an folgendem Beispiel verdeutlicht:

Beispiel:
Ein Rettungsdienstmitarbeiter wendet sich im Rettungswagen zum Patienten: »Ich erkläre Ihnen gerne, was ich hier gerade mache.« Dieser Satz, verbunden mit einem griesgrämigen Tonfall oder Gesichtsausdruck, kann dem Patienten den Eindruck vermitteln, dass der Rettungsdienstmitarbeiter eigentlich lieber in Ruhe seine Arbeit machen möchte, statt ihm Auskunft zugeben.

Das Selbstkundgabeohr dient Ihnen dazu, herauszuhören, mit was für einem Gesprächspartner Sie es gerade zu tun haben, welche Eigenarten dieser mitbringt und in welcher emotionalen Verfassung er sich gerade befindet. Sie können also herausfinden, mit was für einem Patienten Sie es zu tun haben und wie sich dieser fühlt.

Tab. 4 ▶ Zusammenfassung: Selbstkundgabe-Seite einer Äußerung

	Grüner Schnabel / Sender	**Grünes Ohr / Empfänger**
Selbstkundgabe (Ich-Botschaft)	Selbstkundgabe / Selbstenthüllung: ▶ was ich von mir persönlich zeige und zu erkennen gebe ▶ wie ich bin und wie ich auf den anderen wirke	Persönliche Diagnostik: ▶ Was ist das für ein Mensch? ▶ Was zeigt er (bewusst oder unbewusst) von sich? ▶ Was geht in ihm vor? ▶ Wie fühlt er sich? ▶ Warum reagiert der andere so?

Zurück zum oben angeführten Beispiel aus dem Rettungsdienst: »Sind Sie etwa kein Arzt?«: Tabelle 5 verdeutlicht die Essenz dieses Satzes auf der Ebene der Selbstkundgabe.

TAB. 5 ▶ Beispiel aus dem Rettungsdienst / Selbstkundgabe

	Selbstkundgabeschnabel Sender: Patient	**Selbstkundgabeohr Empfänger: Rettungsassistent**
Selbstkundgabe	▶ Ich bin unsicher, wen ich vor mir habe.	▶ Ich möchte von Ihnen nicht behandelt werden.

Durch die Selbstkundgabeseite einer Nachricht wird das aktive Zuhören (vgl. Kap. 2.1/2.1.1), und das »Sich-in-den-Sender-Einfühlen« unterstützt. Probleme können allerdings in der Gefahr eines übermäßigen Psychologisierens (»Aha, so einer bist du also«), in der Vermeidung der Betroffenheit des Empfängers durch die Konzentration auf den Sender sowie in einer Angst des Senders vor ungewollter Selbstenthüllung liegen.

▶ *Beziehungshinweis – die »gelbe« Seite einer Äußerung*

Mit jeder Äußerung – ob Sie es möchten oder nicht – geben Sie auch etwas darüber zu erkennen, was Sie von Ihrem Gegenüber halten und wie Sie zu ihm stehen, zumindest auf die aktuelle Gesprächssituation bezogen. Diese Beziehungshinweise sind zumeist nur implizit (indirekt) spürbar. Aus dem Blickwinkel des Senders steht auf der Beziehungsebene im Vordergrund, wie er seine Mitmenschen durch die Art seiner Kommunikation beeinflusst. Signalwirkung haben dabei die Wortwahl bzw. die Art der Formulierung, der Tonfall sowie nonverbale (nicht sprachliche) Begleitsignale, wie z.B. die Körpersprache und die Mimik. Wie bereits erwähnt, sollten Sie sich dieser Begleitsignale bewusst sein. Dies ist in Stresssituationen, die der Rettungsdienst zwangsläufig mit sich bringt, zugegebenermaßen nicht immer ganz einfach. Der Empfänger einer Äußerung achtet mit seinem Beziehungsohr vor allem darauf, ob er sich von seinem Gegenüber akzeptiert und ernst genommen oder abgelehnt, herabgesetzt und bevormundet fühlt. Dieser Aspekt beinhaltet also eine hohe Brisanz in Bezug auf den Kontakt zwischen Patient und Rettungsdienstmitarbeiter. In der für ihn beängstigenden Notfallsituation ist der Patient auf diesem Ohr besonders sensibilisiert und überempfindlich. Um zu erreichen, dass die Beziehung zwischen Ihnen und ihrem Patienten auf einer vertrauensvollen Basis gestaltet werden kann, sollten Sie dem Beziehungshinweis eine besondere Bedeutung beimessen. Dies hilft Ihnen

TAB. 6 ▶ Zusammenfassung: Beziehungsseite einer Äußerung

	Gelber Schnabel / Sender	**Gelbes Ohr / Empfänger**
Beziehungshinweis (Du-Botschaft / Wir-Botschaft)	Eigene Haltung zum Gegenüber: ▶ was ich von dir halte (Du-Botschaft) und ▶ wie wir meiner Meinung nach zueinander stehen (Wir-Botschaft) ▶ wie ich mein Gegenüber und unsere Beziehung bewerte	Persönliche Betroffenheit: ▶ Wie behandelt er mich? ▶ Wie redet der mit mir? ▶ Wen glaubt er, vor sich zu haben? ▶ Was hält er von mir? ▶ Wie steht er zu mir?

dabei, sich in die Lage Ihres Patienten hineinzuversetzen, herauszufinden, wie er sich von Ihnen behandelt fühlt und ihm somit Verständnis entgegenzubringen.

Tabelle 7 erläutert die Bedeutung des oben angeführten Beispielsatzes »Sind Sie etwa kein Arzt?«, die sich im Hinblick auf den Beziehungshinweis ergibt.

Die Beziehungsseite ermöglicht es, einen unterschwellig vorhandenen Konflikt oder eine zwischenmenschliche Unstimmigkeit anzusprechen, so dass es zur Klärung kommen kann. Allerdings kann sich durch das ausschließliche Konzentrieren auf negative Botschaften – im Sinne eines Lauerns auf Kritik – beim Empfänger eine Gekränktheit entwickeln (vgl. Tab. 7). Sicher kennen Sie Personen, die sich besonders schnell angegriffen fühlen und leicht entsprechend gekränkt reagieren. Diese Reaktion ist ein Hinweis dafür, dass der Empfänger sich auf die negative Botschaft festgelegt hat, die seiner Meinung nach in der betreffenden Aussage steckt.

Tab. 7 ▶ Beispiel aus dem Rettungsdienst / Beziehungshinweis

	Beziehungsschnabel Sender: Patient	Beziehungsohr Empfänger: Rettungsassistent
Beziehungshinweis	▶ Ich zweifle an Ihrer Kompetenz.	▶ Ich halte Sie für unfähig.

▶ *Appell – die »rote« Seite einer Äußerung*

Mit dem, was Sie sagen, verfolgen Sie bestimmte Ziele. Sie möchten etwas bewirken und auf Ihren Gesprächspartner Einfluss nehmen, ihn also veranlassen, etwas zu tun oder zu unterlassen, bzw. etwas zu denken oder zu fühlen. Diese Einflussnahme kann offen erfolgen, durch direkte Aufforderungen, Anordnungen und Wünsche, oder verdeckt, durch Botschaften zwischen den Zeilen. Speziell im Rettungsdienst ist es wichtig, dem Patienten bzw. den Kollegen klare Anweisungen zu geben, wie sie sich zu verhalten haben. Nur so können Sie einen reibungslosen Einsatzablauf gewährleisten. Auf diese Weise kann das empfangsbereite Appellohr heraushören: Was soll ich jetzt tun, denken, fühlen?

Patienten neigen dazu ihre Wünsche und Anliegen indirekt zu äußern, anstatt sie Ihnen direkt mitzuteilen. Das Appellohr kann Sie dabei unterstützen, diese indirekten Äußerungen wahrzunehmen und umzudeuten. Direkte Kommunikation ist eine Voraussetzung für schnelles Handeln in Notfallsituationen, für eine optimale Zusammenarbeit und für ein adäquates Eingehen auf den Patienten. Hinterfragen Sie deshalb gegebenenfalls, was der Patient Ihnen mitteilen möchte. Um Missverständnissen oder Unklarheiten vorzubeugen, kann es zudem hilfreich sein, nachzufragen, ob Ihr Gegenüber Sie richtig verstanden hat.

Tabelle 9 verdeutlicht anhand des oben angeführten Beispielsatzes »Sind Sie etwa kein Arzt?«, welche Rolle die Appellseite einer Nachricht bei deren Auslegung spielen kann.

Durch die Berücksichtigung der Appellseite wird ein schnelles Handeln in Notfallsituationen unterstützt und damit die Zusammenarbeit optimiert. Allerdings können Doppelappelle für Verwirrung sorgen, wenn beispielsweise das Gesagte und die Mimik nicht zueinander passen.

Tab. 8 ▶ Zusammenfassung: Appell-Seite einer Äußerung

	Roter Schnabel / Sender	Rotes Ohr / Empfänger
	Wirkungsabsicht:	gespürter Appelldruck:
Appell	▶ wozu ich dich/Sie veranlassen möchte ▶ was ich bewirken möchte ▶ So sollst du/sollen Sie ... ▶ (nicht) handeln. ▶ (nicht) denken. ▶ (nicht) fühlen.	▶ Was soll ich damit anfangen? ▶ Was möchte der andere von mir? ▶ Welche Erwartungen hat der andere an mich? ▶ Was soll ich seiner Meinung nach machen/denken/fühlen? ▶ Wie kann eine Lösung aussehen?

Tab. 9 ▶ Beispiel aus dem Rettungsdienst / Appell

	Appellschnabel Sender: Patient	Appellohr Empfänger: Rettungsassistent
Appell	Ich möchte wissen, mit wem ich es zu tun habe!	Ich möchte von einem Arzt behandelt werden!

2.2.3 Wie Störungen in der Kommunikation entstehen, und wie Sie ihnen entgegenwirken können

Das Kommunikationsquadrat soll helfen, ein Verständnis dafür zu entwickeln, dass die Kommunikation zwischen zwei Menschen vielschichtig verläuft. Es enthält keine direkten Kommunikations-Leitlinien. Stattdessen strebt das Modell nach Ausgewogenheit zwischen den vier Seiten einer Äußerung, denn eine gelungene Kommunikation setzt immer Klarheit auf allen vier Ebenen voraus. Zwischenmenschliche Störungen entstehen vor allem bei einseitiger Kommunikation. Diese tritt besonders dann auf, wenn Sie – unabhängig von den Erfordernissen einer Situation – auf einen der »vier Schnäbel« oder eines der »vier Ohren« festgelegt sind. Sende- und Empfangsgewohnheiten sind abhängig von:

- der eigenen lebensgeschichtlichen Prägung,
- den persönlichen Erfahrungen,
- der Beziehungsgestaltung zum Gegenüber,
- der Art des Gesprächs und dessen Bewertung sowie
- der eigenen emotionalen Befindlichkeit.

Wichtig ist, dass Sie sich bewusst machen, in welcher speziellen (Ausnahme-)Situation sich Ihr Patient zumeist befindet und welcher seelische Zustand, welche Befürchtungen und Ängste damit verbunden sein können. Hilflosigkeit, das Gefühl, der Situation ausgeliefert zu sein, Angst vor dem Krankenhaus oder vor Schmerzen sowie Ängste um verletzte Angehörige sind nur einige stellvertretende Beispiele von vielen. Um Missverständnissen in der Kommunikation vorzubeugen ist es hilfreich, wenn Sie sich verinnerlichen, dass die Ebene, auf der Sie sich als Sender befinden, nicht automatisch die Ebene ist, auf der sich auch der Empfänger befindet. Das, was Sie mitteilen möchten, kann von Ihrem Gegenüber durchaus anders verstanden werden als von Ihnen beabsichtigt. Zudem fühlt sich ein Mensch nicht verstanden, wenn nur die sachliche Ebene seiner Äußerungen von Ihnen aufgenommen wird. Erst wenn Ihr Gesprächspartner spürt, dass auch das Gefühl, das hinter seiner Äußerung liegt, bei Ihnen ankommt – Sie also verstehen, wie Ihrem Gegenüber ums Herz ist –, fühlt er sich von Ihnen verstanden. Bemühen Sie sich also, all das wahrzunehmen, was ihr Patient neben der Sachinformation auf den anderen drei Seiten des Kommunikationsquadrats mitsendet und was seine individuelle Persönlichkeit ausmacht. Andersherum wird Ihr Patient vor allem dann zu Ihnen Vertrauen fassen und sich gut aufgehoben fühlen, wenn er durch die Art, wie Sie mit ihm sprechen und ihm entgegentreten, das Gefühl hat, bei Ihnen in guten Händen zu sein.

Als Sender ist es wichtig, alle vier Ebenen mehr oder weniger gut zu beherrschen. In der Rolle des Zuhörers ist es hilfreich, wenn Sie alle Ihre »vier Ohren« offen halten. Als Kommunikationsideal gilt, dass Sie als Empfänger die Wahl haben, auf welche Seite der Nachricht Sie eingehen möchte. Hieraus ergeben sich unterschiedliche Möglichkeiten zum Verlauf eines Gesprächskontaktes. Allein durch das Wissen um die »quadratische Kommunikation« erlangen Sie mehr Sensibilität und Verständnis für das eigene Kommunikationsverhalten und das Ihres Gegenübers. Positive Resultate können das bessere Erreichen gemeinsamer Ziele und das Vorbeugen von Missverständnissen durch mehr Klarheit in Ihrer Kommunikation sein. Für sich selbst können Sie herausfinden, auf welcher der vier Ebenen bei Ihnen persönlich Entwicklungsbedarf besteht.

Tipp:

Achten Sie bei sich selbst einmal darauf, mit welchem der »vier Schnäbel« Sie bevorzugt kommunizieren und auf welchem der »vier Ohren« Sie besonders empfänglich sind. Damit können Sie für sich selber feststellen, auf welchen der anderen Seiten bei Ihnen Entwicklungsbedarf besteht.

2.2.4 Anwendungsmöglichkeiten des Kommunikationsquadrats

Die Möglichkeiten, das Kommunikationsquadrat anzuwenden, sind vielfältig. So kann mit seiner Hilfe die Bedeutung von Schlüsselsätzen näher erforscht werden. Dies sind z.B. schwierige Gesprächssequenzen oder kritische Äußerungen, nach denen ein Gespräch im Konflikt eskaliert. Außerdem kann Ihnen das Kommunikationsquadrat die Vorbereitung auf ein Feedback Gespräch oder ein anderes schwieriges Gespräch erleichtern. (Mehr zu diesem Thema finden Sie in Benien 2003.)

2.2.5 Weiteres Anwendungsbeispiel aus der Praxis des Rettungsdienstes

Nach den bisher erfolgten Ausführungen zum Kommunikationsquadrat wird eine weitere typische Äußerung aus dem Alltag des Rettungsdienstes genauer unter die Lupe genommen. Mit Hilfe des Kommunikationsquadrats wird dargestellt, welche unterschiedlichen Botschaften in dieser Äußerung enthalten sein können.

Beispiel:
Nach seinem Eintreffen am Unfallort fragt der Notarzt das Rettungsteam: »Habt ihr noch keine Infusion angelegt?«

Tabelle 10 zeigt, was der Notarzt den Rettungsassistenten mit dieser Frage auf allen vier Seiten des Kommunikationsquadrats mitteilen könnte.

Tab. 10 ▶ Ein weiteres Anwendungsbeispiel für das Kommunikationsquadrat – Äußerung des Senders

	Vier-schnäbliger Sender
▶ Sachinhalt	▶ Es ist noch keine Infusion angelegt worden.
▶ Selbstkundgabe	▶ Ich bin entsetzt, dass ihr noch keine Infusion anlegt habt!
▶ Beziehungshinweis	▶ Das gehört zu euren Aufgaben. ▶ Ihr seid nachlässige Trantüten!
▶ Appell	▶ Jetzt aber schnell! ▶ Das nächste Mal bitte gleich eine Infusion anlegen!

Je nachdem, mit welchem Ohr die Rettungsassistenten diese Frage hören, könnten ihre Antworten sehr unterschiedlich ausfallen:

Tab. 11 ▶ Ein weiteres Anwendungsbeispiel für das Kommunikationsquadrat – Reaktion des Empfängers

	Vier-ohriger Empfänger
▶ Sachinhalt	▶ Nein, dazu sind wir noch nicht gekommen.
▶ Selbstkundgabe	▶ Nun regen Sie sich mal nicht so auf.
▶ Beziehungshinweis	▶ Tut mir leid, ich weiß, dass das unsere Aufgabe gewesen wäre. ▶ Glauben Sie, wir haben hier Däumchen gedreht?
▶ Appell	▶ Wird sofort erledigt. ▶ Das kommt das nächste Mal bestimmt nicht wieder vor.

2.2.6 Übungen zum Kommunikationsquadrat

Für alle unter Ihnen, die die Anwendung des Kommunikationsquadrats vertiefen möchten, werden an dieser Stelle vier weitere Beispielsätze angeführt, die sich gut zum Üben eignen:

Beispiel:
1. *Schichtleitung zum Mitarbeiter: »Außer Ihnen kann niemand anders den Dienst übernehmen.«*
2. *Patient zum Arzt: »Mir geht's immer noch nicht besser, Ihre Spritze hat immer noch nicht geholfen!«*

3. *Rettungsassistent zum Praktikanten: »Der Einsatzbericht ist noch nicht geschrieben!«*
4. *Ältere Patientin zum Rettungsteam beim Heben auf die Trage: »Aber, lasst mich doch nicht fallen!«*

2.3 Transaktionsanalyse: Einführung in die Ich-Zustände

K. v. Renteln

Der Mensch ist in seiner Kommunikation, also in dem Umgang mit anderen Menschen, sehr vielschichtig, bis hin zur Undurchschaubarkeit für andere und unter Umständen sogar für sich selbst (manchmal »versteht man sich einfach selbst nicht«). Aus diesem Grund haben sich Menschen immer wieder Gedanken zum Thema Kommunikation gemacht und verschiedene Modelle und Theorien erstellt. Eines dieser Modelle ist die Transaktionsanalyse.

Ob Gespräche angenehm und effektiv verlaufen, hängt entscheidend davon ab, wie die Beteiligten ihre Persönlichkeitsanteile ins Spiel bringen. Entscheidende Fragen, von denen Gesprächsverläufe beeinflusst werden und die eben diese Gesprächsverläufe vorhersagbar machen, sind beispielsweise die folgenden:

- »Was kann ich von meinem Potenzial ausschöpfen?«,
- »Wo gerate ich bewusst oder unbewusst in Kommunikationsfallen?«
- »Was kann ich einbringen, das zu einem guten Miteinander beiträgt?«

Es entstehen Gesetzmäßigkeiten von Gesprächsmustern, die von den jeweiligen Persönlichkeitsanteilen der Person geprägt sind. Diese Persönlichkeitsanteile finden sich in der Transaktionsanalyse – der TA – wieder und bilden die Basis für das »Ich- Zustand-Modell«, das uns hilft, unser Denken, Fühlen und Verhalten zu strukturieren. Weiterhin können Personen sich mithilfe diese Modells über ihre Kommunikation austauschen und dabei dieselbe Begrifflichkeit und Sprache benutzen.

Stellen wir uns folgende Situation in einem Rettungseinsatz vor:

Beispiel:
Der Patient sitzt mit unklarem Brustschmerz im Sessel. Ein Rettungsassistent will gerade das EKG-Kabel anbringen, als der Patient plötzlich fragt: »Wissen Sie eigentlich, was Sie da tun?«

Die kleinste Einheit der Transaktionsanalyse ist die Transaktion. Sie wird als soziale Verbindung gesehen, die dann auftritt, wenn zwei oder mehr Menschen aufeinander treffen und einer früher oder später Notiz von dem/den anderen nimmt. Dies könnte beispielsweise durch den Beginn eines Gespräches geschehen oder durch das Aussenden von nonverbalen Signalen (Körpersprache und Gesten), denn auch diese zählen zu den Transaktionen. In dem vorgenannten Beispiel ist es der Patient, der mit seinem Transaktions-Stimulus »Wissen sie eigentlich, was Sie da tun?« Notiz von seinem Gegenüber, dem Rettungsassistenten, nimmt. Wichtig ist nun, wie der Rettungsassistent auf den Stimulus antwortet, also eine Transaktions-Reaktion zeigt. Es gibt verschiedene Möglichkeiten, wie eine derartige Reaktion aussehen könnte:

- »Haben Sie mal keine Angst, ich weiß schon, was ich hier tue.«
- »´Tschuldigung, typisch Kollegen. Die haben das vom letzten Einsatz einfach so in die Tasche gestopft« oder
- »Bleiben Sie mal ruhig, ich arbeite schon 12 Jahre in diesem Job. Reden Sie mir da mal nicht rein«.

Jede Reaktion sagt auch gleichzeitig etwas über die Persönlichkeit des Empfängers aus. Die Transaktionsanalyse ist eine Methode, mit der untersucht wird, welcher Teil der Persönlichkeit beim Sender, aber auch welcher Teil beim Empfänger sichtbar wird und damit das Miteinander – die Kommunikation – produktiv oder unproduktiv beeinflusst.

Wichtig für dieses Modell ist der Wiedererkennungswert für den Alltag und somit die Umsetzung von der Theorie in die Praxis. Das Modell beinhaltet drei grundlegende Ich-Zustände, in deren Rahmen sich schließlich die Beschreibung der funktionalen Ich-Zustände ergibt.

2.3.1 Strukturmodell der menschlichen Persönlichkeit – die drei Ich-Zustände

▶ *Kindheits-Ich-Zustand (K)*

Im Kindheits-Ich-Zustand (K) denken, fühlen und verhalten wir uns so, wie wir es als Kind konnten und taten. Dieses Potenzial des berühmten »Kindes im Mann/in der Frau«, das lacht, weint, spontan handelt, aber auch versucht, andere zu manipulieren, ist immer noch in uns vorhanden.

▶ *Eltern-Ich-Zustand (EL)*

Im Eltern-Ich-Zustand (EL) denken, fühlen und verhalten wir uns so, wie wir es bei unseren Eltern und anderen Autoritätspersonen erlebt haben, als wir noch Kinder waren. Diese Eindrücke, die aus Anweisung, Grundsätzen, Normen, Regeln, Erlaubnissen und Verboten bestehen, haben wir gespeichert, verinnerlicht und uns zum Vorbild gemacht. Vieles davon haben wir so oder in abgewandelter Form in unser eigenes Repertoire übernommen und benutzen es in bestimmten Situationen fast automatisch und meist unreflektiert.

▶ *Erwachsenen-Ich-Zustand (ER)*

Der Erwachsenen-Ich-Zustand (ER) ist der Teil, mit dem wir hier und jetzt die Realität erleben. Wir nehmen Informationen auf und verarbeiten sie, erkennen Zusammenhänge, wägen Wahrscheinlichkeiten ab, ziehen Schlussfolgerungen und treffen auf dieser Basis Entscheidungen. Im Erwachsenen-Ich-Zustand verhalten wir uns überwiegend sachlich, logisch und konsequent. Wir beschreiben unsere Wahrnehmungen und erläutern Zusammenhänge ohne eigene Intention. Gerade das aber fällt schwerer, wenn wir bei einem bestimmten Thema auf der Gefühlsebene selber als Person involviert sind. Allerdings sind wir dazu in der Lage, diese Tatsache anderen Beteiligten aus unserem Erwachsenen-Ich durch Erläuterungen transparent zu machen.

Die drei Ich-Zustände bilden die Grundstruktur unserer Persönlichkeit. Die Art und Weise, wie sie im Einzelnen ausgeprägt sind, wie wir jeden dieser Zustände in bestimmten Situationen mit Energie besetzen und wie wir ihn in der Kommunikation mit anderen benutzen, macht die Einmaligkeit unserer Persönlichkeit aus. Für die genaue Analyse der Kommunikation mit anderen wird im Folgenden ein differenzierteres Modell mit einer weiteren Unterteilung des Eltern- und Kindheits-Ich verwendet.

2.3.2 Das funktionale Ich-Zustand-Modell

Zwar hören wir immer nur das, was direkt von einer Person geäußert wird, doch ist dies meistens nur eine von vielen Stimmen, die sich in einem Menschen befinden. Bei dem Patient mit den unklaren Brustschmerzen könnten beispielsweise folgende innere Stimmen aktiv sein:

Beispiel:

- *Wenn ich mich kooperativ verhalte, mache ich es ihnen leichter, ihren Job zu machen, und ich bekomme angemessene Hilfe.«*
- *»Nun habe ich so viele Folgen »Notruf« gesehen, und jetzt bin ich selber Patient. Ist ja spannend, was die hier machen. Warum legen die jetzt wohl das Kabel an?«*
- *»Mir geht's ja so schlecht, und ich bin so schwach. Ich tue mal besser, was die sagen und verhalte mich ruhig.«*
- *»Verdammt, hier redet ja keiner mit mir. Für die bin ich doch nur eine Sache und kein Mensch. Ich bin nicht hilflos, die sollen mich mal kennen lernen!«*
- *»Die sind ja noch so jung, ob die überhaupt Ahnung von ihrer Arbeit haben? Wissen die eigentlich, was sie tun?«*
- *»Die sehen ja so müde aus, und jetzt komme ich hier noch mit meinen Schmerzen. Das ist bestimmt keine leichte Arbeit, die die hier machen.«*

Hier existieren sechs verschiedene Stimmen, die wir deutlich unterscheiden können und die typisch für den inneren Dialog eines Menschen sind, sechs Stimmen, die die sechs verschiedenen Ich-Zustände repräsentieren, die auch funktionale Zustände genannt werden.

▶ *Funktionalität und Merkmale des Erwachsenen-Ich (ER)*

Beispiel:

»Wenn ich mich kooperativ verhalte, mache ich es ihnen leichter, ihren Job zu machen, und ich bekomme angemessene Hilfe.«

Das Erwachsenen-Ich wird in der Funktionalität nicht weiter unterteilt. Die Aussagen aus diesem Ich unterteilen sich allerdings in verschiedene Merkmale:

▶ Erwachsenen-Ich (ER)

- *Sprache*: korrekt, praktisch;
  typische Fragewörter: »was«, »wie«, »wo«, »warum«, »wann«, »wer«;
  Beispiele: »Was sind die Fakten?«, »Was folgt daraus?«, »Funktioniert das?« »Ich fasse zusammen ...«, »Meiner Meinung nach ...«, »Soweit ich sehe ...«
- *Stimme*: sachlich, ausgeglichen, genau, gleichmäßig (Nachrichtensprecher)
- *Gestik, Mimik, Haltung*: nachdenklich, aufmerksam, offen, Blickkontakt haltend, aufrechte Haltung
- *Einstellung*: aufgeschlossen, interessiert, beobachtend, prüfend, konzentriert, nicht intentional.

▶ Funktionalität und Merkmale des freien Kinheits-Ich (fK)

Beispiel:
»Nun habe ich so viele Folgen »Notruf« gesehen und jetzt bin ich selber Patient. Ist ja spannend, was die hier machen. Warum legen die jetzt wohl das Kabel an?«

Das freie Kindheits-Ich (fK) ist der ursprünglichste und natürlichste Teil unserer Person, der zu Beginn unseres Lebens ganz im Vordergrund stand. Wenn wir im Zustand des freien Kindes agieren, sind wir in Kontakt mit unseren unmittelbaren Bedürfnissen und Gefühlen, folgen spontan unseren Impulsen und richten uns nicht nach den Erwartungen und Vorschriften anderer. Im freien Kindheits-Ich können wir kreativ und pfiffig, spielerisch und zärtlich, aber auch egoistisch und rücksichtslos sein.

▶ Freies Kindheits-Ich (fK)

- *Sprache*:
  - Merkmale: häufiger Gebrauch des Wortes »Ich«
  - Beispiele: »Mensch!«, »Klasse!«, »Toll!«, »Oh!«, »Au!«, »Mist!«, »Ich will!«, »Ich mag nicht ...!«, »Ich bin sauer (traurig, wütend)!«
- *Stimme*: hell, laut, frei, energisch, expressiv
- *Gestik, Mimik, Haltung*: Lachen, Kichern, Küsse, Wut, Weinen, leuchtende Augen; offener Mund; lebendige Mimik; Körperbewegungen lebhaft, ungehemmt, erregt, entspannt, spielerisch
- *Einstellung*: spontan, neugierig, genießerisch, gefühlsbetont

▶ Funktionalität und Merkmale des angepassten Kindheits-Ich (aK)

Beispiel:
»Mir geht's ja so schlecht, und ich bin so schwach. Ich tue mal besser, was die sagen und verhalte mich ruhig.«

Das angepasste Kindheits-Ich (aK) entwickeln wir ebenfalls schon in der frühen Kindheit, wenn wir mit Forderungen, Kontrolle sowie Ge- und Verboten der Autoritätsperson konfrontiert werden und wenn wir lernen müssen, unsere vitalen Impulse einzuschränken, um unser Überleben bzw. die für uns lebensnotwendige Zuwendung zu sichern. Im Erwachsenenalter befinden wir uns dann im Zustand des angepassten Kindes, wenn wir uns an den Erwartungen anderer orientieren. Dies gilt auch für Erwartungen, von denen wir nur vermuten, dass sie an uns gerichtet werden, oder die wir in früherer Zeit als eben solche verinnerlicht haben; wir stellen beispielsweise unsere eigenen Wünsche und Ideen zurück.

Oft verfallen wir auch in gelernte und für die eigene Person typische Gefühlshaltungen, die zur aktuellen Situationen im Grunde nicht passen (z.B. übertriebene Ängstlichkeit, unangemessene Schuldgefühle, Verwirrtheit, Weinerlichkeit, Unzulänglichkeitsgefühl, beleidigter Rückzug). Wir agieren nicht, sondern reagieren und überlassen die Initiative anderen, wir stellen unser Licht unter den Scheffel und verbergen die wahren Bedürfnisse und kreativen Möglichkeiten des freien Kindes. Trotz dieser vielen negativen Auswirkungen ist aber auch zu bedenken, dass ein soziales Zusammenleben und Zusammenarbeiten ohne ein Mindestmaß an Anpassung nur schwer vorstellbar und dieses Mindestmaß daher durchaus notwendig ist.

▶ *Angepasstes Kindheits-Ich (aK)*

- *Sprache*:
  - Merkmale: sehr höflich, unterdrückt;
  - Beispiele: »bitte«, »danke«, »vielleicht«, »hoffentlich«, »Ich möchte ...!«, »Ich kann nicht!«, »Ich weiß nicht!«, »Ich versuche ...!«, »Darf ich ...?«, »Das ist gemein!«, »Immer ich!«, »Die anderen ...!«, »Was werden die anderen denken (sagen, tun)?«
- *Stimme*: monoton, demütig, zerknirscht, weinerlich, leise, sanft, bettelnd, quengelig
- *Gestik, Mimik, Haltung*: verhalten, traurig, schmollend, verschlossen, angespannt, niedergeschlagen, geduckt, hängende Schultern; gesenkter Blick; Arme und Beine verschränkt; Anzeichen von Nervosität; Achselzucken
- *Einstellung*: willfährig, beschämt, schüchtern, ängstlich.

▶ *Funktionalität und Merkmale des rebellischen Kindheits-Ich (rK)*

Beispiel:
»Verdammt, hier redet ja keiner mit mir. Für die bin ich doch nur eine Sache und kein Mensch. Ich bin nicht hilflos, die sollen mich mal kennen lernen!«

Wie im angepassten Kindheits-Ich orientieren wir uns auch im rebellischen Kindheits-Ich (rK) vorwiegend an den tatsächlichen oder vermeintlichen Forderungen anderer, nur tun wir gerade das Gegenteil des von uns Erwarteten. Das rebellische Kindheits-Ich orientiert sich zwar auch am Eltern-Ich, nur unter anderen Vorzeichen. Es reibt sich permanent an Autoritäten und wartet mit geballter Faust in der Tasche auf eine Gelegenheit, es »denen« zu zeigen. Es tritt manchmal nur sehr verhüllt auf (z.B. bei passiv-aggressivem Verhalten), zumeist allerdings mit sehr viel Energie. Durch das rebellische Kindheits-Ich können nicht nur destruktive Prozesse, sondern auch produktive Prozesse in Gang gesetzt werden. Gerade wenn es um die Abwertung eigener Fähigkeiten geht, kann sich das rebellische Kindheits-Ich zur Wehr setzen. Allzu oft aber erreicht das rebellische Kind lediglich eine Verhärtung der Fronten.

▶ *Rebellisches Kindheits-Ich (rK)*

- *Sprache*:
  - frech, trotzig, Kraftausdrücke
  - Beispiele: »Pah!«, »Ich denke nicht dran!«, »Von wegen ...!«, »Wieso ich!«, »Ich bin doch nicht bekloppt!«, »Das lasse ich mir nicht gefallen!«, »Hör bloß auf!«, »Du spinnst wohl!«, »Ist mir doch egal!«, »Das geht Sie überhaupt nichts an!«
- *Stimme*: trotzig, fordernd, mürrisch, laut, grummelnd
- *Mimik, Gestik, Haltung*: verschlossen; Kinn und Unterlippe vorgeschoben; Hinlümmeln; Aufstampfen; Schmollen; übertriebenes Selbstbewusstsein; Zunge rausstrecken, Grimassen schneiden
- *Einstellung*: verweigernd oder aufbegehrend.

▶ *Funktionalität und Merkmale des kritischen Eltern-Ich (kEl)*

Beispiel:
»Die sind ja noch so jung, ob die überhaupt Ahnung von ihrer Arbeit haben? Wissen die eigentlich, was sie tun.«

Das kritische Eltern-Ich (kEl) greift mit Zurechtweisung, Verboten, Drohungen sowie mit Vorurteilen und Abwertung ins Geschehen ein und duldet keine weitere Diskussion. Im Zustand des kritischen Eltern-Ich halten wir andere Personen häufig durch Einschüchterung auf Distanz und unter Kontrolle. Anderseits sorgen wir mit dem kritischen Eltern-Ich unter anderem für eine Aufrechterhaltung von Regeln und Normen und stoppen gegebenenfalls destruktives Verhalten bei uns selbst und bei anderen. Man nennte diesen Ich-Zustand auch normatives Eltern-Ich. Diese Benennung wird eher den positiven Aspekten des Eltern-Ich gerecht.

Ein allzu kritisches Eltern-Ich ist der Nährboden für das Entstehen eines ausgeprägt rebellischen Kindes, das glaubt, sich nur durch Widerstand und Opposition behaupten zu können. Auch bei erwachsenen Menschen verhaken sich diese beiden Ich-Zustände oft ineinander, wobei beide Seiten ihre Anstrengung umso mehr verstärken, je mehr die jeweils andere Seite dagegenhält.

▶ *Kritisches Eltern-Ich (kEL)*

- *Sprache*:
  - Merkmale: mahnende Sprichworte und Redensarten, Verallgemeinerungen sowie jede Form moralisierender Kommentare; Vermeidung des Wortes »Ich«
  - Beispiele: »man«, »sollte«, »müsste«, »nie«, »ständig«, »auf der Stelle ...«, »Das macht man nicht!«, »Das ist ja kindisch (lächerlich, unreif, Unsinn ...)!«, »Das weiß doch jeder!« »Du musst immer ...!«, »Wie konntest du nur!»
- *Stimme*: scharf, bestimmt, gepresst, monoton, ungeduldig, herablassend, abkanzelnd
- *Gestik, Mimik, Haltung*: erhobener Zeigefinger; hochgezogene Augenbraunen; gerunzelte Stirn, Kopfschütteln; erhobenes Kinn; hochgezogene Schultern; Hände in die Hüften gestemmt; Körperhaltung korrekt und steif
- *Einstellung*: Überlegenheit (»Ich bin okay, du bist nicht okay!«), moralisch, fordernd, autoritär, rigide

▶ *Funktionalität und Merkmale des nährenden Eltern-Ich (nEI)*

Beispiel:
»Die sehen ja so müde aus, und jetzt komme ich hier noch mit meinen Schmerzen. Das ist bestimmt keine leichte Arbeit, die die hier machen?«

Das nährende Eltern-Ich (nEl) zeigt Eigenschaften und Verhaltensweisen, wie sie beispielsweise eine fürsorgliche Mutter ihrem Kleinkind gegenüber entfaltet: Fürsorge, Schutz, Unterstützung, Hilfe, Lob, Ermutigung, Besänftigung. Das sind wertvolle Eigenschaften, die in vielen Situationen unverzichtbar sind und auch von anderen sehr geschätzt werden. Allerdings kann das Eltern-Ich auch eingesetzt werden, um andere klein zu halten und abhängig zu machen oder um Auseinandersetzung und Konflikte zu vermeiden bzw. vorschnell zu harmonisieren. Der Antrieb zu diesem Harmoniestreben resultiert nicht selten aus der Angst des angepassten Kindes vor Konflikten.

▶ *Das nährende Eltern-Ich (nEI)*

- *Sprache*:
  - Merkmale: Häufige Verwendung von »wir« oder »uns«
  - Beispiele: »gut, prima«, »mein Lieber«, »du Armer«, »Das kriegen wir schon hin!«, »Was wünschst du dir?«, »Hast du dir wehgetan?«, »Kann ich dir helfen?«, »Alles wird wieder gut!«, »Mach dir keine Sorgen!«, »Wir wollen doch nicht streiten!«, »Lass nur, ich mach´ das schon!«
- *Stimme*: liebevoll, sanft, tröstend, besorgt, beschwichtigend
- *Gestik, Mimik, Haltung*: Körper vorbeugend, ausgestreckte Arme, tätscheln, übers Haar streichen
- *Einstellung*: zugewandt, verständnisvoll, fürsorglich, gönnerhaft.

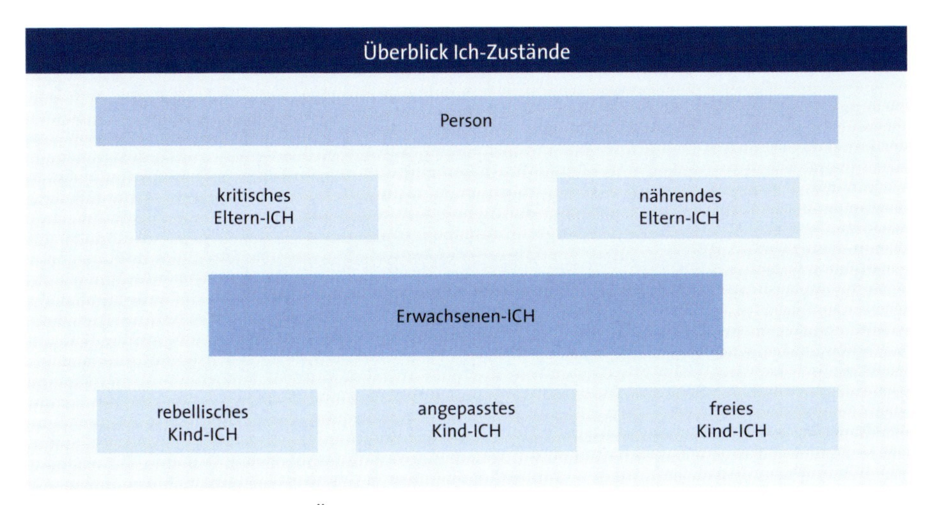

Abb. 14 ▶ Ich-Zustände im Überblick

Jeder Ich-Zustand verfügt über konstruktive, aber auch über problematische Seiten, je nachdem in welchem Zusammenhang und mit welcher Zielrichtung er eingesetzt wird. Sich darüber selbst bewusst zu werden, ist eine große Hilfe im Hinblick auf das eigene Kommunikationsverhalten und die Kommunikation mit anderen.

2.3.3 Die Transaktion

Bis jetzt haben wir nur das einzelne Individuum – den Sender – und seine verschiedenen Ebenen betrachtet. Das Modell heißt allerdings deshalb Transaktionsanalyse, weil es um den Austausch in der Kommunikation zwischen Menschen geht. Hier soll es um die Beschreibung, Erklärung und bewusste Gestaltung der zwischenmenschlichen Kommunikation gehen. Berücksichtigt werden müssen daher sowohl der Sender mit seinem Ich-Zustandsmodell auf der einen Seite (hier z.B. der oben angeführte Patient) als auch auf der anderen Seite der Empfänger (Rettungsassistent), der mit seinem Ich-Zustandsmodell reagiert. Die Kommunikation zwischen ihnen bildet die Transaktion, die sich in drei Grundmuster unterteilen lässt, die im Folgenden beschrieben sind.

▶ *Komplementäre Transaktion*

Wenn ein Mensch mit einem anderen kommuniziert, enthält sein Eröffnungszug – der Stimulus – zugleich auch eine Information darüber, wie der Angesprochene reagieren soll. Der Stimulus kommt aus dem Ich-Zustand des Senders und richtet sich an einen ganz bestimmten Ich-Zustand des Gesprächspartners. Nimmt dieser die Einladung an und reagiert wie erwartet mit dem angesprochenen Ich-Zustand, so ergibt sich daraus eine komplementäre Transaktion. Würden die Transaktionsstimuli des oben angeführten Patienten aus dem Erwachsenen-Ich-Zustand kommen, könnte die komplementäre Transaktion zum Beispiel wie in Tabelle 15 dargestellt aussehen:

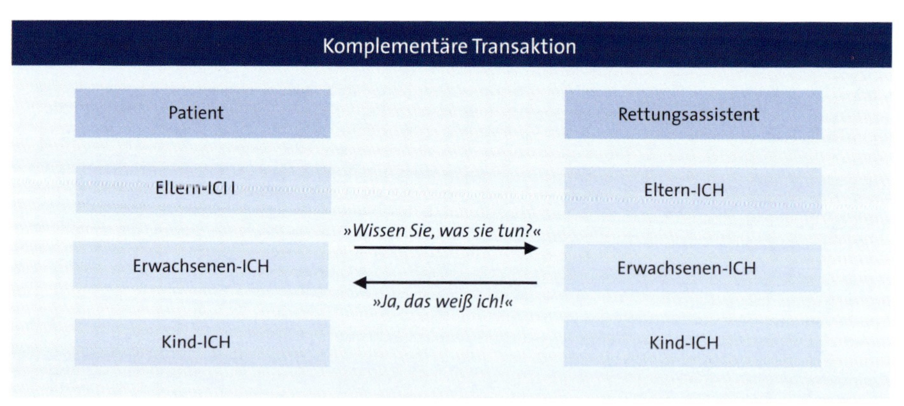

Abb. 15 ▶ Komplementäre Transaktion

Das Gespräch ist in Fluss, es könnte im Prinzip ungehindert so weitergehen, da die Erwartungen und Reaktionen der Partner einander entsprechen. Trotzdem können verschiedene komplementäre Transaktionen sehr unterschiedliche Charaktere haben. Sehr ergiebig sind beispielsweise komplementäre Transaktionen – wie im angeführten Beispiel – von Erwachsenen-Ich zu Erwachsenen-Ich bei der Versorgung von Patienten, aber auch in einer Lerngruppe oder bei anderen Arbeitsprozessen, an denen mehrere Personen beteiligt sind. Nicht so ergiebig sind dagegen die komplementären Transaktionen zwischen kritischen Eltern-Ichs. Diese Art der Transaktion wird in der TA als »Zeitvertreib« bezeichnet: Hier wird nichts Schlimmes angerichtet, aber auch nichts Effektives bewirkt. Die Beziehungen bleiben oberflächlich, es kommt zu einer gewissen Spannungsabfuhr in einer Atmosphäre scheinbarer Solidarität. Ähnlicher Art ist der komplementäre Austausch von angepassten Kindern.

▶ *Gekreuzte Transaktion*

Eine andere Art von Transaktion liegt vor, wenn in Gesprächen überraschende Wendungen, unerwartete Manöver und Irritationen vorkommen, wenn wir das Gefühl haben »Den habe ich wohl auf dem falschen Fuß erwischt«. Wenn wir uns rückblickend anschauen, wie sich ein Gespräch in eine derartige Richtung entwickelt hat, werden wir in der Regel eine gekreuzte Transaktion ausfindig machen. Die Wesensart der gekreuzten Transaktion besteht darin, dass beispielsweise der Rettungsassistent nicht mit dem Ich-Zustand reagiert, an den der Patient sich gerichtet hatte. Es folgt eine Irritation oder Unterbrechung, die manchmal zu einem Abbruch führt oder dem Gespräch eine neue Wendung gibt. Zwei Typen von Kreuzungstransaktionen sind es, die uns in der Alltagskommunikation am meisten Verdruss bereiten. Bei Typ 1 richtet sich der Sender A mit dem Erwachsenen-Ich an das Erwachsenen-Ich von Empfänger B, bekommt aber unerwartet eine flegelhafte, aggressive oder klagende Reaktion aus dem rebellischen oder angepassten Kindheits-Ich.

In Gesprächen führt diese Transaktion zumeist auf sehr unproduktive Bahnen. Der Empfänger (in diesem Fall der Rettungsassistent) reagiert nicht auf das, was im Hier und Jetzt tatsächlich geschieht, sondern auf etwas, was er vermutlich früher (eventuell als

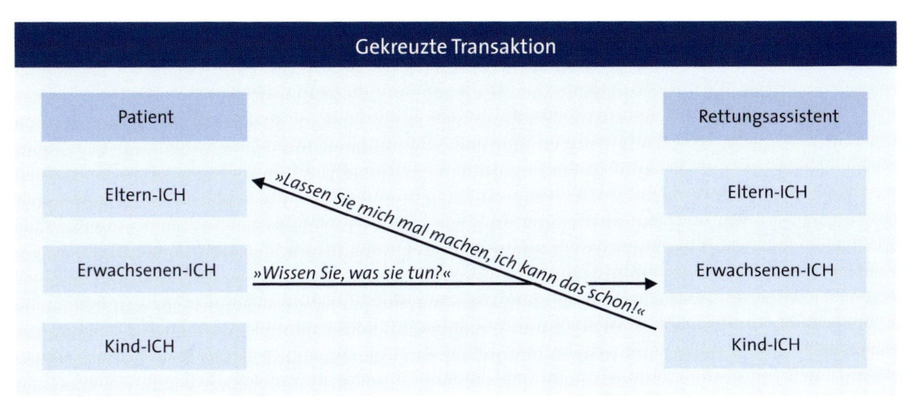

Abb. 16 ▶ Gekreuzte Transaktion

Kind) oft erlebt hat und jetzt wieder zu erleben meint. Damit legt er dem Patienten nahe, seinerseits nun tatsächlich aus dem kritischen Eltern-Ich heraus zu reagieren. Wenn der Patient dies tut, ist es dem Rettungsassistenten durch seine Reaktion gelungen, die Kommunikation auf ein unerquickliches Nebengleis zu verlagern. Ein alter Konflikt wird noch einmal erlebt, eine befriedigende Lösung der gegenwärtigen Situation verhindert. Bei Typ 2 der negativ verlaufenden Kreuzungstransaktionen erfolgt die Reaktion des Empfängers ebenfalls nicht aus dem Erwachsenen-Ich: »Bleiben sie mal ruhig, ich arbeite schon 12 Jahre in diesem Job. Reden sie mir da mal nicht rein.« Der Rettungsassistent begibt sich hier vielmehr in die überlegene Position des kritischen Eltern-Ich und maßregelt den Patienten wie ein Kind, das nicht geduldig genug ist. Wenn der Patient diese Einladung annimmt, gerät die Kommunikation endgültig auf ein unproduktives Gleis.

Diese beiden Typen der Kreuzungstransaktion führen zu Verwirrung, Ärger und Enttäuschung. Es gibt aber auch die Möglichkeit, die Transaktionen produktiv zu kreuzen. Durch eine bewusst eingesetzte Kreuzungstransaktion kann man den Gesprächspartner einladen, einen unergiebigen Weg zu verlassen, den Ich-Zustand zu wechseln und mit etwas Erfreulicherem weiterzumachen. Auch wenn das Gegenüber nicht mitzieht, kann man sich zumindest selbst dafür entscheiden, sich nicht weiterhin in eine derartige destruktive Kommunikation hineinzubegeben. Auf diese Weise kann mit einer Kreuzungstransaktion dafür gesorgt werden, dass die Beteiligten beim ursprünglichen Thema bleiben und über auftretende Probleme sachlich und Problem lösend weiter kommunizieren. Kreuzungstransaktionen dieser Art sind in der Gesprächsführung ein außerordentlich wichtiges und effektives Mittel. Sie ermöglichen bewusste Weichenstellungen hin zu den produktiven Ich-Zuständen, während die vermeintlich spontanen Verläufe häufig automatisch auf die ausgetretenen unerquicklichen Wege führen.

Wir alle verfügen über ein intuitives Wissen darüber, wie man in bestimmten Situationen die Transaktion kreuzt, zum Beispiel wenn wir ein Thema wechseln, bei dem sich das Gespräch festgefahren hat, oder wenn wir jemanden, der traurig ist, durch eine humorvolle Bemerkung aufheitern, ihn also vom Zustand des angepassten Kindes in den Zustand des freien Kindes locken. Wenn wir uns im Nachhinein Gespräche vergegenwärtigen, die gut verlaufen sind, werden wir feststellen, dass die Beteiligten überwiegend die produktiven Ich-Zustände und die produktiven Kreuzungstransaktionen verwendet haben. Es ist außerordentlich lohnend, dieses Wissen und Können auszubauen und sich durch gezieltes Einsetzen von Kreuzungsaktionen weitere Strategien für vertrackte Gesprächssituationen anzueignen.

▶ *Verdeckte Transaktion*

Eigentlich kann man sich beim Lesen der Aussage des oben als Beispiel angeführten Patienten (»Wissen Sie eigentlich, was Sie da tun?«) nicht vorstellen, dass sie aus dem Erwachsenen-Ich-Zustand stammt. In vielen Gesprächen läuft nebenher eine Art »zweites Programm« mit, meist unausgesprochen, aber für die Beteiligten durch nonverbale Signale oder durch den Kontext erkennbar. Es finden Transaktionen statt, bei denen neben der oberflächlich erkennbaren noch eine weitere, verdeckte Ebene vorkommt.

Die bei den Transaktionen existierenden Ebenen werden die soziale (offene) und die psychologische (verdeckte) Ebene genannt. Das, was eigentlich gemeint ist, wird oftmals nicht oder nicht direkt ausgesprochen, sondern ist nur indirekt zu erschließen, aus dem Klang der Stimme, der Betonung, der Mimik, der Erinnerung an vorangegangene Situationen etc. Oft ist den betreffenden Personen gar nicht bewusst, dass noch eine verdeckte Aussage mitschwingt, etwa wenn es um Wünsche geht, die man sich nicht explizit auszusprechen traut, oder bei Kritik, zu der man sich nicht offen stellen mag. Die psychologische Ebene kann somit entweder völlig verdeckt sein (mitunter selbst für den Absender) und erst im weiteren Verlauf offenbar werden, oder es sind beide Ebenen (z.B. verbal und nonverbal) deutlich erkennbar. Daneben existieren alle möglichen Zwischenformen. Das Spektrum reicht beispielsweise bis hin zum beiderseits bewussten »Spiel« mit verdeckten Transaktionen, etwa beim Flirt oder bei der Ironie. Das kann harmlos und sogar lustvoll sein, wenn es als behutsames Herantasten mit offener Rückzugsmöglichkeit benutzt wird und keine der beteiligten Personen eine Abwertung oder Verletzung erfährt.

Da der Schwerpunkt der eigentlichen Energie auf der verdeckten psychologischen Ebene liegt, wird die emotionale Aussage des Gesprächs letztlich auch dort entschieden, ohne

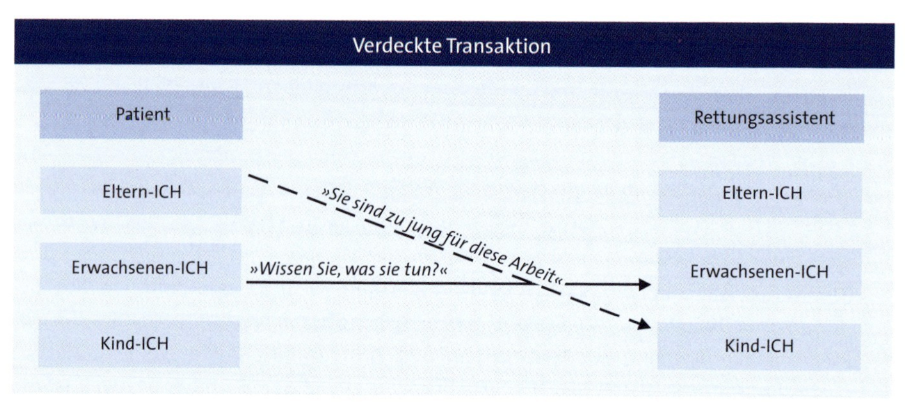

Abb. 17 ▶ Verdeckte Transaktion

dass die Beteiligten sich darüber bewusst und einvernehmlich verständigt haben. So müssen Kinder oftmals sehr früh lernen, zwischen den gesprochenen Zeilen ihrer Eltern zu lesen, spüren sie doch, dass dort die eigentliche Botschaft liegt. Der alleinige Glaube an das gesprochene Wort wird in diesem Fall zu wiederholten schmerzlichen Erfahrungen führen. Doppelbödige Transaktionen sind häufig der Stoff, aus dem Verwirrung und Verstrickung in Gesprächen gemacht sind. Ein rechtzeitiges Erkennen der verdeckten psychologischen Ebene und ein bewusster Umgang mit ihr sind daher außerordentlich wichtig für eine gute Gesprächsführung.

Als Beispiele für Regeln zum Umgang mit verdeckten Transaktionen seien hier die folgenden genannt:

- Auf doppelbödige Transaktionen strikt verzichten. Ausnahmen: humorvoll-ironische Übertreibungen, die zur Konfrontation bestimmter Verhaltensweisen benutzt werden, wobei allerdings darauf zu achten ist, dass diese Botschaft von den Betreffenden in einem produktiven Ich-Zustand gehört werden. Eine weitere Ausnahme kann selbstverständlich auch dann gemacht werden, wenn beide Gesprächspartner um die verdeckte Ebene wissen und ihren Spaß daran haben.
- Die verdeckte Ebene ignorieren. Die andere Person stattdessen auf der sozialen, offen geäußerten Ebene beim Wort nehmen, da jede Anpassung an die verdeckte Ebene den anderen in seiner indirekten Kommunikation bestätigen würde. Voraussetzung dafür ist allerdings, dass man keine »Rabattmarken« sammelt (damit sind ungute Gefühle gemeint, die nicht aktuell und direkt angesprochen sondern aufgespart werden).
- Durch Nachfragen und Ermutigung zu einer direkten Botschaft auffordern: »Ich nehme zwei Informationen wahr. Sag mir bitte, was du wirklich willst.«
- Die verdeckte Ebene konfrontieren: »Mir fällt auf, dass du eine doppelbödige Aussage gemacht hast.« Geben sie anschließend Feedback über die Wirkung dieser Art von Kommunikation.
- Bei hartnäckigem Beibehalten von verdeckten Transaktionen sollten sie den Kontakt abbrechen und erfreulichere Gesprächspartner aufsuchen.

2.3.4 Wechsel in produktive Ich-Zustände

Produktive Ich-Zustände –gerade wenn Sie gekreuzt werden – sind der Schlüssel für eine gute und damit produktive Gesprächsführung. Die folgende Aufstellung benennt die produktiven Ich-Zustände:

- *Erwachsenen-Ich zu Erwachsenen-Ich*:
  - Klärung der Vertragsgrundlage: »Was möchtest du jetzt hier von mir? Worum geht es?«
  - Mitteilung der eigenen Wahrnehmung: »Mir fällt auf, dass du ...«
  - eigenes Denken, Fühlen und Verhalten transparent machen: »Ich will dir erklären, wie es mir mit der Situation geht ..., und deswegen mache ich ...«
  - Aufforderung zur Konkretisierung: »Worin genau besteht das Problem? Nennen Sie ein Beispiel.«

- *Erwachsenen-Ich zu nährendem Eltern-Ich*: Aufforderung zur Fürsorge gegenüber sich selbst: »Was brauchst du, um das Problem zu lösen? Überlege einmal, was dir selbst gut tun würde.«
- *Nährendes Eltern-Ich zu freiem Kindheits-Ich*:
  - positive Zuwendung geben: jede Form von Lob, Anerkennung oder Bestätigung
  - Verständnis und Akzeptanz für die emotionale Betroffenheit zeigen: »Ich kann sehr gut verstehen, wenn du ...«
  - Erlaubnis geben: »Du darfst ...«, »Du brauchst nicht ...«
  - evtl. (kurze) Berührungen.
- *Freies Kindheits-Ich zu freiem Kindheits-Ich*
  - eigene Gefühle äußern, ohne andere abzuwerten: »Dazu habe ich jetzt (keine) Lust!«, »Das ärgert/freut mich«
  - das Verhalten des Gesprächspartners spielerisch(!) übertreiben oder ihn dazu anregen, dies selbst oder gemeinsam mit einer Gruppe zu tun
  - witzige und schlagfertige Kommentare äußern, die nicht auf die Kosten Anderer gehen oder das Problem bagatellisieren.
- *Erwachsenen-Ich zu rebellischem Kindheits-Ich:* Um anderen aus dem kraftlosen angepassten Kind herauszuhelfen, kann es bisweilen sinnvoll sein, durch eine provozierende Übertreibung das rebellische Kind hervorzulocken, damit die betreffende Person über den Protest in Kontakt mit ihrer Kraft kommt: »Ich wette mit dir, dass du das nicht kannst!«
- *Kritisches Eltern-Ich zu angepasstem Kindheits-Ich*: destruktives Verhalten herausstellen und wenn nötig stoppen: »Ich finde Ihr Verhalten Mitarbeitern gegenüber unverantwortlich!«
- *Erwachsenen-Ich an alle produktiven Ich-Zustände*: Den »inneren Ratgeber« ansprechen: »Welchen Rat würdest du dir selbst geben bzw. was würde ein Mensch dir raten, der es gut mit dir meint?« Diese Aussage stimuliert die Fürsorge des positiven nährenden Eltern-Ich, das klare Denken des Erwachsenen-Ichs sowie die Kreativität des freien Kindes.

Es gibt leider keine Garantie dafür, dass eine Kreuzung erfolgreich verläuft. Vielmehr muss man in Kenntnis des Kontextes die passende Strategie wählen und gegebenenfalls unterschiedliche Kreuzungstransaktionen ausprobieren. Die oben genannten Beispiele können dabei helfen, die eigenen Wahlmöglichkeiten zu erweitern, um verschlossene oder sich im Kreis drehende Kommunikationswege wieder zu öffnen.

2.3.5 Zusammenfassung

Die Transaktionsanalyse ist ein Modell, das Gespräche im Hinblick auf die verschiedenen Ebenen der Kommunikation untersucht. Es berücksichtigt die Entwicklung unserer Kommunikation aus unserer Biographie heraus und gibt Instrumente an die Hand, die es möglich machen, verdrehte oder gescheiterte Gesprächsverläufe zu analysieren und aufzuarbeiten. Es ist wichtig, zu beachten, dass alle in der Transaktionsanalyse beschriebenen Ich-Zustände durchaus ihre Berechtigung haben. Es gibt jedoch immer auch produktivere Ich-Zustände, die Gespräche effektiver und sinnvoller beeinflussen können.

2.4 Die Technik des Spiegelns in der Kommunikation

M. Bastigkeit

2.4.1 Grundlagen

Zuhören ist bei einem Gespräch genauso wichtig wie die richtige Art und Weise, in der man die Fragen stellt. Beides lässt sich kombinieren und verstärkt sich dadurch gegenseitig, wodurch sich das so genannte Spiegeln ergibt. Mit der Technik des Spiegelns sind die Namen Carl Rogers und Reinhard Tausch verknüpft. Auch Freud war ein Fan dieser »Super-Zuhörtechnik«:

> *»Der Arzt (...) soll wie eine Spiegelplatte nichts anderes zeigen, als was ihm gezeigt wird.«*
>
> (Sigmund Freud, österreichischer Psychiater und Neurologe)

Wer spiegeln möchte, sollte Empathie und emotionale Wärme ausstrahlen. Der Arzt oder Assistent gibt dem Patienten auf diese Weise wieder, was er gehört und verstanden hat.

Beispiel:
Der Rentner Herr S. Keptisch hat den Rettungsdienst wegen einer Gallenkolik gerufen und verweigert nun den Transport: »Im Krankenhaus kümmert sich ja keiner um mich, und die ganze Technik ist mir unheimlich.« Der Rettungsassistent könnte diese Aussage beispielsweise so spiegeln: »Sie haben das Gefühl, von Ihrer Familie vernachlässigt zu werden. Machen Ihnen die medizinischen Geräte zusätzlich Angst?«

Der Assistent versucht, die Stimmung des Patienten zu erfassen und sich in seine Gedanken hineinzuversetzen. Er spiegelt die innere Erlebniswelt seines Patienten mit seinen Worten wider, wodurch der Patient das Gefühl erlangt, von ihm verstanden zu werden. Die Basis für weitere Gespräche ist gelegt.

Der Spiegelnde muss das in Worte kleiden, was sein Patient nicht richtig ausdrücken kann. Dies hilft dem Betroffenen, mehr Klarheit über seine Erlebniswelt, seine Wünsche, Gefühle und Ziele zu erlangen. Er fühlt sich verstanden und angenommen. Spiegeln heißt in erster Linie, eine Verbalisierung emotionaler Erlebnisinhalte herbeizuführen. Wichtig ist dabei, dass der Arzt oder Assistent dem Patienten zwar vermitteln muss, dass er ihn versteht, dass dies aber nicht automatisch eine inhaltliche Zustimmung bedeutet. Die Formulierung: »Ich verstehe, dass Sie...« sollte deshalb vermieden werden, denn sie löst beim Patienten leicht das Gefühl der Zustimmung zu einer bestimmten Haltung oder Verhaltensweise aus.

2.4.2 Methoden des Spiegelns

Der Zuhörer kann das Gehörte und Verstandene im Rahmen des Gesprächs durch drei Methoden spiegeln:

1. durch wörtliche Wiederholung des Gehörten,
2. indem er das Gehörte und Verstandene in eigenen Worten neu formuliert (paraphrasieren),
3. indem er sich bemüht, die emotionalen Erlebnisinhalte des Patienten in Worte zu fassen (verbalisieren).

Spiegeln will gelernt und geübt sein. Am einfachsten ist die verkürzte wörtliche Wiederholung. Dies erfordert kein besonderes Formulierungsgeschick. Macht zum Beispiel ein Patient die Äußerung »Immer am Morgen diese Atemnot, das bringt mich noch um«, kann der behandelnde Arzt folgendermaßen reagieren: »Morgens sind Ihre Beschwerden also am schlimmsten.« Der Arzt signalisiert hierdurch, dass er richtig zugehört hat. Ob er sich in den Patienten hineinversetzen kann, bleibt hier allerdings offen. Diese einfachste Form des Spiegelns sollte sparsam dosiert werden, da durch die reine Gesprächswiedergabe sonst leicht ein Papageieffekt aufkommen kann. Um dies zu vermeiden, kann der Spiegelnde mit Synonymen – also mit sinnverwandten Wörtern – arbeiten, oder aber Wörter verwenden, die in etwa das Gegenteil ausdrücken (Antonyme).

2.4.3 Paraphrasieren als Feedback

Beim Paraphrasieren spiegelt der Zuhörer mit eigenen Worten das Gehörte wider und versucht auszudrücken, was er glaubt verstanden zu haben.

Beispiel: *Patient: »Ich habe Angst vor dem Krankenhaus, ich möchte dort nicht sterben!« Rettungsassistent: »Sie wollen also nicht mit in die Klinik?«*

Der Zuhörer sollte dem Patienten eine Rückzugsmöglichkeit lassen. Er muss ihm vermitteln, dass er durchaus in Betracht zieht, dass der Patient mit seiner Aussage eventuell etwas anderes gemeint hat. Die im Beispiel aufgeführte Patientenaussage könnte ja auch bedeuten, dass der Patient Angst vor einem bestimmten Krankenhaus hat und sich nicht grundsätzlich vor Kliniken fürchtet.

2.4.4 Verbalisieren – das Gefühl zählt

Das Verbalisieren eignet sich besonders gut, um das Erleben und die Emotionen des Patienten anzusprechen.

Beispiel: *Der Patient aus dem oben bereits angeführten Beispiel sagt: »Ich weiß nicht, wie es weitergehen soll.« Hierauf könnte der Arzt folgendermaßen reagieren: »Haben Sie Angst, dass die Therapie zu kräftezehrend für Sie ist?«*

Der Arzt spiegelt das Gefühl wider, das er bei dem Patienten für dominierend hält. In diesem Fall könnte dies Angst, Hilflosigkeit, Überforderung, Wut oder Aggression sein. Das Verbalisieren stellt hohe emotionale und kommunikative Anforderungen an den Arzt. Die Hauptgefahr dieser Methode ist die Fehlinterpretation des emotionalen Erlebens und ein Abgleiten zur Wertung und Interpretation. Gespiegelt werden sollen gefühlsnahe und gefühlsbetonte Äußerungen, Wünsche, Ziele, Einstellungen und gefühlsmäßige Bewertungen.

2.4.5 So spiegeln Sie richtig

- Alle wichtigen Äußerungen möglichst gleich im Anschluss spiegeln,
- kurz und konkret, anschaulich und bildhaft spiegeln,
- spiegeln, was der Patient im Augenblick erlebt und fühlt,
- die Bedeutung für den Patienten herausarbeiten (»Es beschäftigt mich, was da in Ihnen vorgeht«),
- Worte wie »ich«, »wir« oder »man« vermeiden,
- das Wort »Sie« benutzen (»Sie haben das Gefühl, dass ...«)
- nicht mechanisch, oberflächlich oder echoartig spiegeln (Papageieffekt).

Wenn Sie in Bezug auf den tatsächlichen Inhalt eines Gesprächs mal im Dunkeln tappen, kann ein Satz wie »Ich bin mir nicht ganz sicher, ob ich Sie vollständig verstanden habe« Klarheit schaffen.

2.5 Fragetechniken – Gut gefragt ist halb gewusst

Nur wer richtig fragt, bekommt auch die richtigen Antworten. Eine falsche Fragetechnik führt zwangsläufig zu einem unbefriedigenden Gespräch. Gerade in Anamnesegesprächen ist die richtige Technik wichtig, damit das Rettungsteam vom Patienten erfährt, was es wirklich wissen möchte.

Fragen sind der verbalisierte Wunsch nach einer bestimmten Information. Nur gute Fragen führen zu der gewünschten Antwort. Wird eine Frage zum falschen Zeitpunkt gestellt, stört sie das Gespräch. Ist sie schwammig, unpräzise und mehrdeutig, sind die Antworten ebenfalls nicht eindeutig. Alle wertenden, aggressiven, verletzenden oder in Verhörform formulierten Fragen lösen Widerstände aus. Richtig zu fragen ist demzufolge gar nicht so einfach. Wer richtig fragt, bekommt mehr als die gewünschte Information: Er agiert auch als Sender, indem er dem Patienten Verständnis signalisiert.

2.5.1 Offen ist oft besser

Fragen und Antworten sollten nach dem »Reißverschlussprinzip« eine flüssige Abfolge bilden, die Gesprächsbereitschaft und Vertrauen fördert und thematische Abschweifungen vermeidet. Die gute Frage kann sowohl diagnostisches Instrument als auch bereits ein Teil der Therapie sein.

Der Rettungsassistent erfährt mehr vom Patienten, wenn er ihm offene Fragen stellt. Offene Fragen regen den Patienten an, sich zu öffnen und ermöglichen es ihm, seine Beschwerden mit eigenen Worten zu schildern. Offene Fragen haben aber auch Nachteile: Sie begünstigen ein Abschweifen vom Thema und erleichtern es dem Patienten, sich aus unangenehmen Fragen herauszuwinden. Fragen wie »Ist Ihnen oft schwindelig?«, »Hatten Sie schon mal eine Operation?« sind geschlossene Fragen, die knappe Antworten provozieren. Für eine Gesprächseröffnung sind sie ungeeignet. Ein Gespräch, das im Wesentlichen nur in Form von geschlossenen Fragen abläuft, wirkt durch die schematisierte Gesprächsentwicklung, den trockenen Stil und die eingeschränkte Flexibilität wie eine Fragebogenaktion. Außerdem können Sie den Patienten unterbewusst beeinflussen. Auf die Frage »Tut es Ihnen in der Brust weh?« wird ein Patient mit Atemnot, der zudem noch verwirrt ist, wahrscheinlich sofort mit »ja« antworten. »Welche Beschwerden haben Sie?« ist die bessere Fragetechnik. In extremen Notfallsituationen oder bei »sehr gesprächigen Patienten« können geschlossene Fragen zur gezielten Gesprächslenkung eingesetzt werden. Geschlossene Fragen beschleunigen jedoch nur scheinbar den Gesprächsverlauf. Zwar kommen die Antworten schneller, der Fragende wird jedoch gezwungen, rasch immer neue Fragen zu formulieren.

▶ *Anforderungen an eine gute Frage*

Eine gute Frage ...

- ist klar und unmissverständlich formuliert,
- wird zum richtigen Zeitpunkt gestellt,
- fördert die Bereitschaft zum Antworten,
- dient dem Gesprächsziel,
- bringt das Gespräch weiter,
- fördert die Kommunikation,
- lässt Empathie erkennen.

2.5.2 Gut sondiert ist halb geantwortet

Einen Mittelweg zwischen geschlossenen und offenen Fragen stellen Sondierungsfragen dar. Diese werden ergänzend halbstrukturiert gestellt, das heißt dem Patienten wird eine Gesprächsstruktur vorgegeben, die allerdings »halb« offen gelassen wird, so dass er eigene Schlussfolgerungen und eigene Interpretationen entwickeln kann. Sondierungsfragen können ein Thema vertiefen. Es kann beispielsweise dann mit Sondierungsfragen gearbeitet werden, wenn ein Patient nicht genau sagen kann, wodurch sich seine Beschwerden verschlimmern. Es kann dann zum Beispiel Folgendes gefragt werden: »Treten die Beschwerden in Ruhe oder unter Belastung auf?«

Kommt man mit der offenen oder der geschlossenen Fragetechnik nicht weiter, können Katalogfragen eingesetzt werden. Sie bieten dem Patienten eine Anzahl von alternativen Eigenschaftswörtern oder Beschreibungen zur Auswahl an. Ist ein Patient beispielsweise nicht in der Lage, seine Kopfschmerzen zu beschreiben, können folgende Katalogfragen helfen: »Treten die Beschwerden einseitig auf, sind die Schmerzen bohrend, drückend, brennend?« Ein Nachteil der Katalogfragen ist, dass sie dem Patienten nur eine begrenzte Auswahl an Möglichkeiten anbieten, von denen keine auf ihn zutreffen muss.

»Wer fragt, ist ein Narr für eine Minute. Wer nicht fragt, bleibt ein Narr für immer.«
(chinesisches Sprichwort)

2.6 Das Modell des inneren Teams ... oder: Zustand nach Reanimation

K. v. Renteln

Beispiel:
»Mann, war ich aufgeregt, das war meine erste Reanimation. Ich kann es gar nicht fassen. In der Ausbildung drehte sich ganz viel darum, und jetzt bei einem echten Notfall ... Schade, wir haben ihn nicht ins Leben zurückholen können. Ob ich etwas falsch gemacht habe? Mein Kollege sieht mich auch so komisch an. Ganz schön traurig, wenn so ein Mensch stirbt ...«

So, oder so ähnlich könnte der innere Dialog eines Rettungssanitäters nach seiner ersten Reanimation aussehen. Verschiedene Gedanken gehen ihm durch den Kopf, er muss sich verschiedenen Gefühlsaufwallungen stellen.

Das Modell des »inneren Teams« wurde im Laufe der 80er Jahre von Friedemann Schulz von Thun entwickelt. Es sollte hiermit eine Methode vorgestellt werden, mit der es Menschen möglich wird, mit sich selbst in Einklang zu gelangen. Die Berücksichtigung des inneren Teams soll dazu führen, dass Kommunikation authentisch und identitätsgemäß ist bzw. wird. Ferner soll es zu einer effektiven und wohl überlegten Kommunikation führen. Hierfür ist es wichtig, dass man die Situation, an der man beteiligt ist, stets im Auge behält und darauf achtet, seine Position oder Rolle in einer Kommunikation nie aus dem Blick zu verlieren. Dabei kann es sehr hilfreich sein, sich ein gut funktionierendes inneres Team zu schaffen. Im Folgenden soll beschrieben werden, was ein gutes inneres Team ausmacht.

2.6.1 Innere Vielfältigkeit

In jedem Menschen laufen innere Konflikte ab, die entweder positive Beachtung finden oder als störend empfunden werden. Das Modell des inneren Teams soll zunächst dabei helfen, diese unterschiedlichen inneren Stimmen zuzulassen.

Jeder kennt das »Hin- und Hergerissensein« beim Anblick eines Menschen, vor oder nach einem besonderen Ereignis oder vor einer schwerwiegenden Entscheidung, das unter Umständen auch zu einer »völligen Lähmung« führen kann und nicht selten eine Störung im heutigen schnellen und hektischen Lebensalltag bedeutet. Das Modell der inneren Teams versucht, die Bedeutung zu ergründen, die diese verschiedenen inneren Stimmen für den Menschen haben. Die inneren Konflikte werden hier als die »innere Vielfalt« bezeichnet.

An der in dem Beispiel angeführten Situation lassen sich mögliche Reaktionsweisen und vorstellbare innere Konflikte des Rettungsdienstmitarbeiters festmachen: Dominiert bei ihm eine grundsätzlich positive Einstellung, könnte er sich beispielsweise unbändig darüber freuen, dass er endlich die Kenntnisse, die er theoretisch und in einer geschützten Umgebung erworben hat, in die Praxis umsetzen konnte. Andererseits könnte anschließend eine innere Stimme aufkommen – die »Pietätische« die ihn darauf verweist, dass er sich nicht so freuen darf, da doch schließlich ein Mensch zu Tode gekommen ist. Es ist auch möglich, dass der Rettungsdienstmitarbeiter sich von Anfang an permanent fragt, ob er etwas falsch gemacht hat und der Patient deshalb nicht erfolgreich reanimiert wurde. Hieraus könnte letztlich sogar eine Depression resultieren. All diese Reaktionen wären sicherlich in dieser Situation gut nachvollziehbar. Die verschiedenen inneren Stimmen könnten sich im Rahmen dieser Reaktionen direkt gegenüberstehen, so dass es zu einem inneren Konflikt kommen könnte.

2.6.2 Die Teammitglieder

Diese inneren Positionen werden nun genauer beschrieben. Man kann sich jede innere Position als »kleinen Bewohner der Seele«, als Persönlichkeit vorstellen, die durchaus über ihren eigenen Charakter verfügt. Beispiele für diese Charaktertypen sind:

- »der Praktiker«,
- »der Trauernde«,
- »der Unsichere«,
- »der Euphorische«,
- »der Hilfsbereite« oder
- »der Unsichere«.

Die inneren Stimmen haben – genau wie Menschen, als die man sie sich am einfachsten vorstellen kann – Charakterstärken und Charakterschwächen. In Situationen wie in unserem Beispiel kann es zu inneren Auseinandersetzungen kommen. Dies bedeutet, dass zwei oder mehr innere Persönlichkeiten einen Disput austragen und mehr oder weniger gleichberechtigt miteinander diskutieren. Ein solcher innerer Disput spiegelt sich auch in der Gestik, der Mimik oder der Laune der Person wider. Dabei bedeutet es nicht, dass innere Stimmen, die nicht gut zusammenpassen, etwas Unmoralisches oder Pathologisches an sich haben. Die inneren Charaktere sollen im Folgenden als »Mitglieder des inneren Teams« bezeichnet werden.

2.6.3 Die Arbeitstechnik im inneren Team

Friedemann Schulz von Thun weist im Rahmen seines Modells zunächst jedem Teammitglied eine Botschaft zu. Diese Botschaft muss nicht von Anfang an feststehen, sondern kann sich nach und nach bilden. Jede Botschaft, die sich durch Selbstreflektion ergründen lässt, setzt sich aus kognitiven, emotionalen und durch Motive begründeten Komponenten zusammen. Das heißt, dass in jeder Botschaft Gedanken, Gefühle, Bedürfnisse, aber auch

Werthaltungen, Normen (eigene oder der Gesellschaft) und Befehle an die eigene Person enthalten sind. Jedes Mitglied des inneren Teams erhält einen Namen, der zu seiner Botschaft passt. Dieser Name kann vorläufig sein und sich bei genauerem Ergründen auch ändern. Eine weitere Möglichkeit zur Benennung oder Kennzeichnung eines Teammitgliedes können auch Symbole, wie z.B. ein rotes Kreuz für den Hilfsbereiten, ein Paragraph für den Juristen oder eine Peitsche für den Antreiber sein. Mit Hilfe der Modellvorstellung von den »kleinen Männchen« lässt sich der innere Disput leichter ergründen. Durch die Männchen lassen sich die verschiedenen inneren Positionen einfacher erkunden und reflektieren. Hierdurch kann es dem Teamträger eher gelingen, eine zufrieden stellende Position zu entwickeln.

Es stellt sich nun die Frage, welche Kriterien am besten das Auftreten der Mitglieder des inneren Teams beschreiben. Diese »energiegeladenen seelischen Einheiten«, haben das Anliegen, ihre Botschaft zu vertreten und sich bei bestimmten Anlässen zu Wort zu melden oder auch Handlungsabläufe auszuführen. Man kann sie sicherlich, wie dies einige Autoren tun, für wirkliche Persönlichkeiten bzw. Teilpersönlichkeiten halten, jedoch hat dies für das Prinzip, das hinter der Idee des inneren Teams steht, nur eine geringe Bedeutung, weil es hierbei eben nur um eine reine Vorstellung zur Verdeutlichung der inneren Konflikte in einer jeden Persönlichkeit handelt. Die Teammitglieder sind Teil eines »Disputes« im inneren Team. Für Schulz von Thun sind sie Meinungsträger. In dem Wesen des »Teams der kleinen Männchen« kommt es nicht auf die genaue Vorstellung der Teammitglieder an. Sie entwickeln keine eigene Persönlichkeit, haben aber aufgrund ihrer Meinung eine Dynamik für das innere Team und den Findungsprozess der Außendarstellung.

Bei dem Bild des »Teams der kleinen Männchen« kommt es demzufolge nicht darauf an, sich die Teammitglieder genau vorzustellen, sondern darauf, dass man das Prinzip versteht. Dieses Prinzip beinhaltet, dass immer mehrere Seelen bzw. Mitglieder des inneren Teams existieren und sich an der Meinungsbildung beteiligen. Dies führt uns zu den folgenden wichtigsten Merkmalen eines jeden inneren Gruppengeschehens:

- innere Pluralität,
- innere Uneinigkeit,
- innerer Dialog/Streit,
- innere Gruppendynamik.

Die inneren Stimmen haben – wie auch Menschen – verschieden ausgeprägte Eigenschaften (*innere Pluralität*) Diese Eigenschaften unterscheiden sie in ihrer Wichtigkeit und Stellung. Schulz von Thun spricht in diesem Zusammenhang von Frühmeldern und Spätmeldern, von lauten und leisen Stimmen und auch von willkommenen und unwillkommenen Stimmen. Was bedeuten diese Eigenschaften nun für den Teamträger? Frühmelder sind Stimmen die sofort reagieren. Sie melden sich sogleich zu Wort und möchten sozusagen das Steuer der Reaktion sofort in die Hand nehmen. Spätmelder hingegen – die »gemütlichen Eigenschaften« – lassen sich mit der Reaktion eher Zeit (Minuten, Tage, Wochen oder gar Monate). Sie überlegen sich genau, wie sie zu einer Thematik stehen, dann aber melden sie sich oft eindrucksvoll zu Wort. Weiterhin gibt es laute und leise Stimmen. Die lauten Stimmen möchten sich durchsetzen. Sie sind von ihrem Träger ohne weiteres zu hören.

Leise Stimmen hingegen verlangen vom Träger, in sich zu gehen, nachzudenken und zu reflektieren, um wahrgenommen zu werden. Was willkommene und unwillkommene Stimmen ausmacht, ist leicht zu deuten, nicht aber, was diese für den Träger der Stimmen bedeuten. Wichtig ist es, sich mit seinen unwillkommenen Stimmen auseinanderzusetzen. Sie müssen beachtet und akzeptiert werden, damit sie nicht in den seelischen Untergrund gezwungen werden (*innere Uneinigkeit*), wo sie dann nämlich zu organischen Krankheiten führen, oder auch in unerwünschten Momenten herausbrechen können.

Sicher ist, dass aufgrund der Verschiedenheit der inneren Teammitglieder eine innere Kommunikation zwischen ihnen stattfinden muss. Sie geben dabei die unterschiedlichsten Stellungnahmen ab, so dass es zur inneren Kontaktaufnahme, zum *inneren Dialog* oder *Streit*, aber auch zu inneren Beziehungen kommt, aus der sich letztlich die *innere Gruppendynamik* entwickelt. Diese innere Gruppendynamik bzw. das ihr innewohnende Betriebsklima ist für die Leistungsfähigkeit und das Befinden des Teamträgers entscheidend.

2.6.4 Innendienst und Außendienst

Alle Teammitglieder können im Außendienst und im Innendienst wirken. Teammitglieder im Innendienst helfen beim Selbstgespräch, sind für Stimmungen, Gefühle, Motive und Gedanken mitverantwortlich. Im Außendienst wirken sie an der zwischenmenschlichen Kommunikation direkt oder indirekt über nonverbale Kommunikationselemente mit. Teammitglieder können dauerhaft entweder im Innen- oder im Außendienst mitarbeiten, können aber auch überwiegend auf einer Seite wirken. Zum Innendienst sei gesagt, dass man sich die inneren Stimmen hier nicht grundsätzlich sprechend vorstellen muss, da sie sich auch als Gefühle, als plötzliche Impulse, als (Ver-)Stimmungen, aber auch als Körpersignale in Form von Krankheiten (z.B. Kopfschmerzen, Magengeschwüre) oder als Befehl an die Gesamtperson bemerkbar machen können. Innere Teammitglieder können auch durch äußere Einwirkungen zur Meldung angeregt werden. Wenn beispielsweise ein Ehemann nach der Arbeit nach Hause kommt, sieht, wie seine Frau vom Haushaltsalltag erschöpft in der Küche steht und es sich dann auf dem Sofa bequem macht, so braucht sie vielleicht nur in den Raum zu kommen, damit sich seine innere Stimme – das hoffentlich schlechte Gewissen – zu Wort meldet. Es kann durch äußere Impulse zur Anregung von Selbstgesprächen (wozu der Mensch neigt) oder zu inneren Dialogen kommen.

2.6.5 Kontextabhängigkeit

Stellt man sich die inneren Teammitglieder als kleine, eigenständige Charaktere vor, ist nachzuvollziehen, dass ihre Stellungnahme, ihre Position oder ihr Engagement abhängig ist von der Konfliktsituation, den beteiligten Personen, den Themen oder der Herausforderung. Sicherlich wird eine innere Stimme, die sich mit dem Sinn des Lebens auseinandersetzt, bei einer alltäglichen Situation im Supermarkt eher im Hintergrund bleiben. Auf Grund dieser Tatsache existieren viele verschiedene und spezifische Untergruppen.

Folgende Beispiele für in diesem Kontext wichtige unterschiedliche Situationen nennt Schulz von Thun (Schulz von Thun 1998, S. 37 f.):

- Alltagssituationen aller Art wie Einkaufen im Supermarkt,
- besondere Ereignisse: Hochzeitsrede, Feste etc.,
- Lebensthemen wie z.B. Hochzeit, Geburt, Berufswahl,
- Aufgaben: berufliche oder private Themen, mit denen man sich entweder beschäftigen muss oder auch will, bei denen man besonderes Interesse, spezifisches Wissen aufbaut bzw. entwickelt,
- Fragen der Zeit: politische, kulturelle und soziale Themen, mit denen man sich beschäftigen muss (etwa Gentechnik, Einwanderungspolitik, Wahlentscheidung),
- Menschen, Beziehungspartner: Hier verweist Schulz von Thun darauf, dass wir unsere inneren Teams durchaus auch auf das jeweilige Gegenüber abstimmen: Es ist durchaus vorstellbar, dass so mancher, der im beruflichen Umfeld den »Untergebenen« verkörpert, im Privatleben eventuell einen »kleinen Monarchen« repräsentiert,
- Rollen: Eine jede Rolle, die man vertritt bzw. in die man gerät, verlangt vom Rollenträger eine Entscheidung dahingehend, wie er diese vertreten will (Erziehungsberechtigter, Lehrer, Freund),
- existenzielle Fragen: beispielsweise die Frage nach dem Sinn des Lebens oder nach dem Lebensziel.

All diese Möglichkeiten, die Schulz von Thun als Beispiele für die Kontextabhängigkeit der inneren Teammitglieder nennt, machen deutlich, wie unterschiedlich innere Teams sein müssen und können: Ein inneres Team, das über eine Heirat nachdenkt, wird sich nicht gleichzeitig mit einer politischen Frage auseinandersetzen können.

2.6.6 Die Herkunft unseres inneren Teams

Zur Herkunft dieser vielen Mitglieder des inneren Teams kann man sicher keine eindeutige Aussage machen, da diese Mitglieder nicht statisch sind, sondern sich – zumindest zu einem gewissen Teil – immer wieder neu entwickeln können. Es entstehen sicherlich viele Mitglieder des inneren Teams im Laufe der frühen Kinderjahre im Elternhaus. Ferner haben das soziale Umfeld, der Bildungsweg, das Erlernen des Umgangs mit Problemen, aber auch die zu verkraftenden Erfahrungen innerhalb der – oder auch durch die – Gesellschaft einen Einfluss auf die Entwicklung der inneren Teams.

2.6.7 Teambildung und Teamentwicklung

Im Rahmen seines Modells verglich Friedemann Schulz von Thun die Mitglieder des inneren Teams mit den Mitgliedern eines Teams im Arbeitsleben. Er stellte dabei fest, dass es in beiden Teams auf eine vergleichbare Gruppendynamik ankommt. Sowohl im Arbeitsleben als auch im Seelenleben eines Menschen existiert ein Gruppenführer (der Teamchef) oder besser ein Oberhaupt des Teams, das in beiden Gruppen die anspruchsvolle Aufgabe hat, sein Team zum effektiven Arbeiten zu bewegen. Sicherlich muss es hierfür intensive Kontakte zu seinen Mitarbeitern aufbauen und pflegen, denn nur wer sich wahrgenommen, gewürdigt und berücksichtigt fühlt, wird zum Gelingen des Ganzen beitragen wollen und können. Stimmen oder Mitglieder von Teams, die nicht beachtet werden, neigen zur Trotzreaktion oder zur Auflehnung gegen das Oberhaupt. Sie können die Effektivität des Teams herabsetzen oder gar blockieren. Das Oberhaupt einer Gruppe muss das richtige Maß finden, um nicht zu oft die Äußerungen einzelner Mitglieder zu unterbinden und gleichzeitig einen Verlust der eigenen Kontrolle durch zu viele Diskussionen innerhalb des Teams zu verhindern. Beides nämlich hemmt die Gruppen in ihrer Effektivität. In Konfliktsituationen muss das Oberhaupt als Konfliktmanager dafür sorgen, dass diese produktiv ausgetragen werden können, dass es eine produktive innere Streitkultur gibt, in der Gegensätze offen zur Sprache kommen können und andere Meinungen stets ernst genommen und reflektiert werden. Denn nur, wenn jeder Einzelne eine geachtete Rolle in der Gruppe spielt, kann das Ziel einer Teambildung und -entwicklung gelingen, in der die Teilkräfte das Ganze zu viel mehr und zu etwas ganz anderem machen als nur zu der Summe seiner Teile. Die innere Dynamik im Seelenleben des Menschen entspricht in weiten Teilen der Dynamik, die sich in Gruppen und Teams ereignet. Das Geheimnis eines produktiven Arbeits- und Seelenlebens (mit Effektivität nach außen und gutem Betriebsklima nach innen) liegt im gelungenen Zusammenspiel von kooperativer Führung und Teamarbeit.

2.6.8 Resümee

Wenn man ein Problem in der Kommunikation mit Kollegen oder dem Lebenspartner hat, kann das Modell des inneren Teams hilfreich bei der Problemanalyse und -lösung sein. In solchen Momenten bietet dieses Modell auch psychologisch nicht vorgebildeten Menschen die Möglichkeit, ihre eigene Kommunikation ein wenig zu durchleuchten und eine Lösung zu finden. Gerade in der Berufswelt kann ein solches Kommunikationsmodell sehr hilfreich sein, denn damit können sowohl persönliche als auch interdisziplinäre Kommunikationsprobleme aus der Welt geschafft werden.

3 Kollegiale Kommunikationspartner des Rettungsteams

Sicherlich haben Sie im Haushalt eine Vielzahl elektrischer Geräte: Toaster, Fernseher, Waschmaschine, Videorekorder u.v.m. Jedes Gerät hat eine eigene Bedienungsanleitung. Nicht selten versucht man, sich intuitiv an die Bedienung heranzutasten, nicht selten scheitert man daran. Im Rettungsdienst ist dies übertragbar auf die Kommunikationspartner des Rettungsteams: Jeder Partner will – kommunikationstechnisch betrachtet – anders »bedient« werden, keiner ist gleich. Deutlich wird dies beispielsweise an der Bedeutung des Wortes »Zugang« für die verschiedenen Beteiligten an einer Rettungssituation:

- Für den Notarzt ist ein Zugang eine Venenverweilkanüle,
- für den Feuerwehrmann ein Weg zum Haus,
- für das Pflegepersonal möglicherweise ein neuer Patient,
- für den Psychologen ein Weg, um mit dem Patienten in Kontakt zu treten,
- für den Patienten etwas Unbekanntes!

In den folgenden Kapiteln werden »Gebrauchsanweisungen« für die jeweiligen Kommunikationspartner des Rettungsteams gegeben.

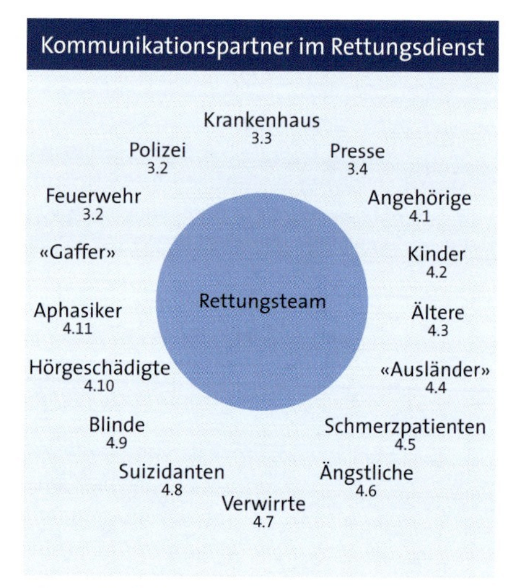

Abb. 18 ▶ Kommunikationspartner im Rettungsdienst

3.1 Kommunikation mit der Feuerwehr

A. Hackstein

Rettungsdienst und Feuerwehr sind in ihren Aufgabenstellungen artverwandt, und dennoch so verschieden. Aber was genau ist hier eigentlich verschieden? Was veranlasst den »Retter«, auf die »Feuerpatsche« zu schimpfen, und was bringt den gestandenen Feuerwehrmann dazu, aggressiv und überheblich zu reagieren, wenn »so einer vom Rettungsdienst« seine Feuerwache betritt? In diesem Kapitel sollen derartige Feststellungen, die möglicherweise nur eine subjektive Wahrnehmung darstellen, beleuchtet werden. Ob aus einzelnen Situationen heraus entstanden oder historisch gewachsen – für kommunikative Probleme sollte es Lösungen geben. Für den schnellen Leser, der auf der Suche nach Erklärungen ist, vorweg eine »schnelle« These: Konflikte zwischen Feuerwehr und Rettungsdienst begründen sich nur selten auf der persönlichen Ebene, meist handelt es sich um gruppendynamische Prozesse, Missverständnisse oder Zustände, die als ungerecht empfunden werden. All diese Missstände können vielleicht durch eine Änderung der eigenen Betrachtungsweise schon behoben werden. Eine Hauptursache möglicher Kommunikationsprobleme liegt sicherlich in der Tatsache begründet, dass die Feuerwehr als kommunale Einrichtung bei der Vergabe der Geldmittel gegenüber den Rettungsdiensten in der Regel besser abschneidet. Auch auf politischem Gebiet hat »die Feuerwehr« erkennbar bessere Chancen auf Mitsprache als »der Rettungsdienst«. Die Gründe für diese Vorteile und ihre Ausprägung variieren natürlich regional. Ganz zufällig kommen sie indes nicht zustande: Die Feuerwehren verfügen über eine bzw. zwei gemeinsame Standesvertretungen/Arbeitsgemeinschaften (Arbeitsgemeinschaft der Berufsfeuerwehren, Deutscher Feuerwehrverband), so dass nach außen »in einer gemeinsamen Sprache« gesprochen wird. Diese klare Linie scheitert bei den Hilfsorganisationen und privaten RD-Anbietern häufig an differierenden Interessenlagen.

Diese Betrachtung hilft natürlich weder dem Rettungsdienstmitarbeiter noch dem Feuerwehrmann bei der Analyse möglicher Kommunikationskonflikte. Und daher jetzt zum Detail: Kommunikation ist nicht immer und überall gleich. Der eine Leser wird sich in den Ausführungen wiederfinden, für den nächsten sind diese völlig fremd, ein anderer denkt vielleicht »Na ja, das kommt meinen Erfahrungen schon sehr nahe.« Betrachten wir die möglichen Situationen, in denen Kommunikation zwischen Feuerwehr und Rettungsdienst stattfindet – ohne Anspruch auf Vollständigkeit.

3.1.1 Kommunikation im Einsatz

Aufgrund der verschiedenen taktischen Aufgabenstellungen von Feuerwehr und Rettungsdienst gibt es nur in den Bereichen Berührungspunkte, bei denen es um die direkte Arbeit am Patienten geht, oder um gemeinsame Einsatzstellen, zu denen der Rettungsdienst sicherheitshalber mitalarmiert wurde. Die Kommunikation beschränkt sich auf

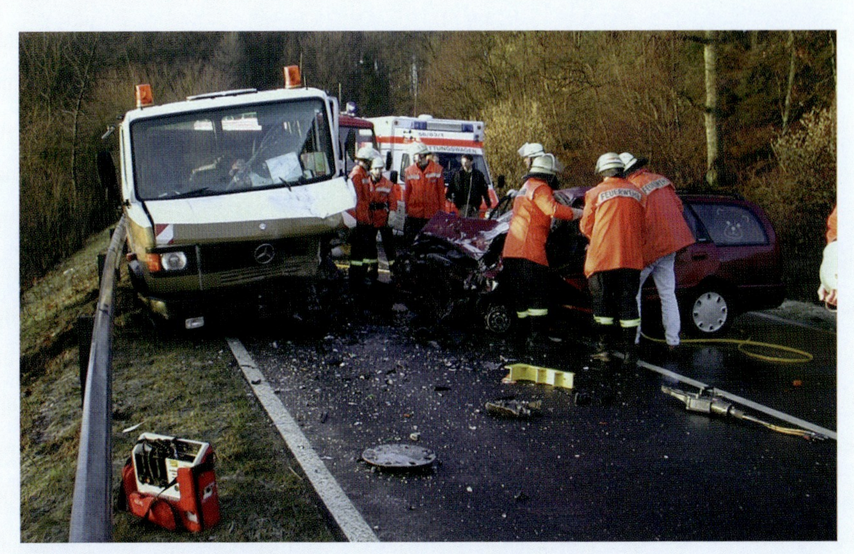

Abb. 19 ▶ Verkehrsunfall: Sowohl der Rettungsdienst als auch die Feuerwehr ist beteiligt (Foto: P. Knacke)

taktische Absprachen. Es kann grundsätzlich festgehalten werden, dass ein persönliches Kennenlernen der Mitarbeiter der verschiedenen Organisationen die Kommunikation deutlich optimiert: Die Möglichkeiten und Grenzen des Partners werden dadurch wesentlich besser eingeschätzt und es herrscht Verständnis auf »beiden Seiten« für unbedingt erforderliche Maßnahmen (auch wenn diese beispielsweise die Befreiungszeit einer eingeklemmten Person deutlich verlängern). Probleme erwachsen unter Umständen an der Einsatzstelle aus den unterschiedlichen Führungsstrukturen von Feuerwehr und Rettungsdienst. Während die Feuerwehren klar hierarchisch gegliedert sind – es gibt einen verbindlichen Einsatzleiter –, ist dies beim Rettungsdienst nicht der Fall. Befinden sich nicht gerade der Organisatorische Leiter Rettungsdienst oder ein Leitender Notarzt im Einsatz, gibt es oftmals so viele Einsatzleiter wie Rettungsassistenten. Dieser Umstand erschwert aus Sicht der Feuerwehren die Kommunikation erheblich. Wer ist befugt, Entscheidungen zu treffen? Wer spricht verbindlich das weitere Vorgehen ab? Daraus entstehen unter Umständen weitere Konflikte.

Immer dann, wenn Stress im Einsatz auch zu einer veränderten Kommunikationsart führt, können Missverständnisse entstehen: Plötzlich wird lauter gesprochen, die Sätze sind eher kurz, knapp und anweisend, was für den Rettungsdienstmitarbeiter oftmals eine ungewohnte Art der Einsatzabwicklung darstellt. Um Konflikte zu vermeiden, sollte ausschließlich die Sache im Vordergrund stehen. Im Einsatzgeschehen muss an dieser Stelle die Beziehungsseite einer Nachricht« (vgl. Kap. 2.2), zunächst einmal ausgeblendet werden. Dies öffnet zwar nicht der Willkür und der Unhöflichkeit Tür und Tor, es muss allerdings berücksichtigt werden, dass der Einsatz eben nicht das Feld zum Austausch von Höflichkeitsfloskeln ist. Gerade hier gilt, wie schon oben erwähnt: Stimmen die persönlichen Beziehungen und kenne ich den Einsatzleiter persönlich, fasse ich die direktive Formulierung nicht als persönliche Herabstufung auf. Entstehen Konflikte auf der Beziehungsebene, lassen sich diese besser in der Einsatznachbereitung oder in einem persönlichen Gespräch klären. Meist liegt ein Missverständnis zugrunde, und einige wenige ehrliche Worte nach dem Einsatz bereinigen die Störung.

Tipps zur Kommunikation im Einsatz

- Reduzieren Sie Kommunikation auf ein Mindestmaß.
- Seien Sie in Ihren Aussagen eindeutig und verbindlich.
- Wählen Sie eine sprachliche Ebene, die jeder versteht.
- Vermeiden Sie langatmige Monologe und Erklärungen.
- Unterlassen Sie Diskussionen zu Einsatzentscheidungen.
- Vermeiden Sie Auseinandersetzungen in Anwesenheit von Patienten.

3.1.2 Kommunikation im Dienstbetrieb

Beispiel:
»Achtung, da kommen die Patschen wieder. Haben faul rumgelegen, während wir schon den fünften KT (Krankentransport) gefahren haben!«

Selbstverständlich sind Äußerungen wie diese nicht an der Tagesordnung, aber sie sollen tatsächlich vorkommen. Natürlich gibt es ähnliche Bemerkungen auch auf der »anderen Seite«. Woran liegt das? Sind es nur Vorurteile, oder liegt der Grund in der geschichtlichen Überlieferung, dass Feuerwehr und Rettungsdienst eben immer konkurrieren? Wahrscheinlich spielt nicht ein einziger Grund eine Rolle, sondern die Summe verschiedener Motivationslagen auf beiden Seiten, manchmal auch Unverständnis für die Besonderheiten der Situation des Partners. Vielleicht könnte der Grund auch darin liegen, dass Feuerwehr und Rettungsdienst in sich abgeschlossene »Clans« bilden, zu denen der kommunikative Zutritt äußerst schwierig ist. Wie aber kann jeder Einzelne die Kommunikation optimieren? Vor allem sollte der gute Wille da sein, den Partner als Partner mit allen Stärken und Schwächen zu akzeptieren. Der einzelne Feuerwehrmann verantwortet nicht die »große Politik«, wie z.B. Mittelverteilungen und Materialbeschaffungen, die Unzufriedenheit hervorrufen. Ebenso ist der »Retter« nicht dafür verantwortlich, dass eine Patientin mit deutlichem Übergewicht gerade nachts mit der Drehleiter aus dem Dachgeschoss zu retten ist. Reden Sie doch einfach einmal miteinander, bei einer Tasse Kaffee in der Krankenhauskantine, in der Liegendanfahrt oder an der Feuerwache. »Da sind alle immer so unhöflich!« Welche Gründe könnte es dafür geben? Unsicherheit? Arroganz? Ärgern Sie sich doch einmal nicht hinterher, sondern sofort und deutlich. »Störungen haben Vorrang«, ist ein Leitsatz der Kommunikation, wie ihn bereits Friedemann Schulz von Thun formulierte. Nutzen Sie die Situation, um zurückzumelden, wie Sie die Aussage ihres Gesprächspartners gerade empfunden haben. Formulieren Sie aus Ihrer Sicht, greifen Sie nicht an. Angriff erfordert immer eine Verteidigung – Fragen erzwingen eine Antwort. Versuchen Sie zu klären, warum die Situation so angespannt ist. Es bringt allen Beteiligten – egal ob Rettungsdienstmitarbeitern oder Feuerwehrmännern – wenig, wenn Sie schimpfend einrücken.

Tipps für Kommunikation im Dienstbetrieb

- Lassen Sie jedem »seine Welt«, in der er sich sicher fühlen kann.
- Klären Sie Störungen möglichst sofort nach deren Wahrnehmung.
- Formulieren Sie vorwurfsfrei in »Ich-Aussagen«.
- Reden Sie nicht über die Menschen – reden Sie mit den Menschen.
- Beachten Sie: »Recht haben ist meist eine Frage der Perspektive.«

3.1.3 Kommunikation in der Besprechung

Interessen prallen aufeinander, Standpunkte passen nicht zueinander, die Geldmittel sind knapp, und diese Geldmittel kommen für Feuerwehr und Rettungsdienst aus unterschiedlichen Quellen. Diese Tatsachen beinhalten typische Spannungspotenziale, die innerhalb von Besprechungen zu kontroversen, meist auch emotionalen Diskussionen führen. Alle Parteien verlassen schließlich unzufrieden den Raum, es gibt Gewinner und Verlierer. Auf Grund ihrer Heterogenität sind es meist die Rettungsdienstorganisationen, die sich als Verlierer fühlen: Hier steht keine starke Kommune, keine Politik dahinter; die Organisationen sind sich wieder einmal nicht einig; der »Feuerwehrmann« konnte sich besser verkaufen.

Selbstwahrnehmung in der Kommunikation

Teil A: Bereich des »freien Handelns«	Teil B: Bereich des »blinden Flecks«
Dieser Bereich beschreibt die »öffentliche Person«. Er ist der eigenen Person und anderen bekannt. Es ist der Bereich der freien Aktivität, öffentlicher Sachverhalte und Tatsachen.	Dies ist der »blinde Fleck« der Selbstwahrnehmung. Dieser Bereich beherbergt den Anteil des Verhaltens, den man selbst wenig, andere aber sehr deutlich wahrnehmen.
Teil C: Bereich des »Verbergens«	**Teil D: Bereich des »Unbewussten«**
Der Bereich der »privaten Person«. Nur der eigenen Person bekannt. Teile des Denkens und Handelns sind hier verborgen, die man ganz bewusst vor anderen verbergen möchte.	Dieser Bereich ist weder einem selbst noch anderen Personen unmittelbar zugänglich. Verborgene Talente und Begabungen können hier schlummern.

Abb. 20 ▶ »Fenster mit dem blinden/schwarzen Fleck« (nach Kirsten 1990)

Gründe gibt es viele, aber reflektieren wir auch immer ehrlich? Woran liegen solche Misserfolge, und wie könnten wir das Ergebnis positiv verändern? Meist liegt die Ursache bei uns, nicht beim anderen. Zunächst ist sicher die grundsätzliche Einstellung wichtig: Möchte ich unbedingt als Gewinner die Veranstaltung verlassen? Geht es mir um die Sache, oder trage ich auf der Sachseite persönliche Konflikte aus? Wie ist mein Selbstwertgefühl, wie sehe ich mich? Wie, glaube ich, sieht mich der andere? Bin ich sowieso schon dagegen, weil der andere dafür ist? Haben Sie ehrliche Antworten auf diese Fragen gefunden?

Weiterhin ist natürlich unser Kommunikationsprofil wichtig und entscheidet über »Krieg und Frieden« am runden Tisch. Neigen Sie dazu, Ihren Standpunkt lautstark zu verteidigen, ohne den Partner (richtig, auch jemand mit einer anderen Position ist ein Partner!) ausreden zu lassen, ohne wirklich zu hören, was er sagt und zu klären, was er meint? (vgl. Kap. 2.2) Versuchen Sie doch einmal, einen anderen Standpunkt einzunehmen, versuchen Sie einmal, keinen Verlierer produzieren zu wollen, nicht unbedingt gewinnen zu müssen. Klären Sie im Gespräch alle Gegebenheiten, die Sie stören, auch wenn diese mit der momentanen Sache nichts zu tun haben.

»Wir können nur über die Sache reden, wenn die Beziehung stimmt.«

(Friedemann Schulz von Thun, Professor für Pädagogische Psychologie)

Mit einem Feuerwehrmann kann man nicht über die Beziehung zwischen den einzelnen Organisationen reden? Doch, trauen Sie sich nur einmal. Und vor allem: Holen auch Sie sich Partner ins Boot. Sprechen Sie mit den Kollegen der anderen Organisationen und vereinbaren Sie Gemeinsamkeiten. Die Zeit des »Kalten Krieges« sollte vorbei sein und (so abgedroschen es auch klingen mag): Nur gemeinsam sind Sie stark – auch in der Kommunikation!

Tipps für Kommunikation in der Besprechung:

- Legen Sie vorher Ihr Ziel fest, es muss erreichbar sein.
- Tragen Sie keine »Sachkonflikte« auf der Beziehungsseite aus.
- Hören Sie zu, klären Sie Missverständnisse.
- Argumentieren Sie erst, wenn Sie sicher alles verstanden haben.
- Profilieren Sie sich nicht kommunikativ auf Kosten andere Menschen.

3.1.4 Kommunikation in der Freizeit

»Völlig unproblematisch! Da spielen wir gemeinsam Fußball, gehen in die Disco und trinken ein Bier!« So oder ähnlich wird der größte Teil der Rettungsdienstmitarbeiter und Feuerwehrleute diese Kommunikationssituation auch wahrnehmen. Hier gibt es keine Konkurrenzsituation, hier gibt es gleiche Interessen und auch verbindende Erlebnisse. Hier geht es auch nicht darum, dem anderen zu beweisen, wie gut »wir« sind. Die Kommunikation läuft wie von selbst. In der Feizeit liegt somit auch die große Chance, die Kommunikation in den vorher beschriebenen Situationen deutlich zu optimieren. Nutzen Sie sie!

3.2 Kommunikation der Polizei und Rettungsdienste

D. Petersen

»Miteinander reden ist von zentraler Bedeutung. Weder fachliche Kompetenzen noch die Position schützen vor Missverständnissen, Unklarheiten und verfehltem Gesprächsaufbau.«

(Friedemann Schulz von Thun)

Ereignisse, bei denen Menschen verletzt oder getötet werden, führen zwangsläufig zum gemeinsamen Einsatz von Rettungsdiensten, Feuerwehr und Polizei. Dabei agieren die Beteiligten vielfach nebeneinander statt miteinander. Das Handeln der Akteure wird in der Regel durch die unterschiedlichen Aufgaben und Ziele bestimmt. Während es Notärzten und Rettungssanitätern darum geht, Menschenleben zu retten, liegt der Schwerpunkt der polizeilichen Arbeit in den Bereichen der Repression und der Prävention. Mitunter ergeben sich so Zielkonflikte, die die Ursache für Kompetenzgerangel und eine schwierige Kommunikation zwischen den beteiligten Notärzten, den Rettungssanitätern und Polizeibeamten darstellen können. So ist es beispielsweise für Mitarbeiter der Rettungsdienste häufig unverständlich, warum Polizeibeamte bei einer Verkehrsunfallaufnahme unbedingt wissen wollen, ob eine Person stationär aufgenommen und wie lange wohl der Krankenhausaufenthalt dauern wird. Diese Angaben sind aber notwendig für die Bearbeitung des Verkehrsunfalls und aufgrund gesetzlicher Vorschriften zu erheben.

Im Folgenden soll es darum gehen, die Rahmenbedingungen des polizeilichen Handelns darzustellen. Soweit Aufgaben, Zuständigkeiten und Befugnisse der Polizei den Mitgliedern des Rettungsdienstes bekannt sind und sie diese akzeptieren, ist eine Grundlage für ein verständnisvolles Miteinander gegeben. Neben der Darstellung der allgemeinen Regeln polizeilicher Arbeit werden weiterhin spezielle Problemfelder der Zusammenarbeit von Polizei und Rettungsdiensten beleuchtet. Die Grundsätze der Kommunikationspsychologie werden hier bewusst nicht näher erläutert.

3.2.1 Zuständigkeiten und Befugnisse der Polizei

Die Polizei ist zuständig für die Verfolgung von Ordnungswidrigkeiten und Straftaten sowie für die Gefahrenabwehr.

▶ *Prävention*

Sobald die Polizei auf dem Gebiet der Gefahrenabwehr (z.B. § 168 Landesverwaltungsgesetz SH) tätig wird, steht ihr ein so genanntes Entschließungsermessen zu, d.h. sie hat insbesondere unter Berücksichtigung der Gefahrenlage zu entscheiden, ob und in welcher Weise sie einschreitet. Soweit es sich allerdings um Gefahren für Leib und Leben handelt, reduziert sich der Ermessensspielraum auf Null, so dass sich eine Verpflichtung zum Einschreiten ergibt. Bei so genannten Gemengelagen (hier sind sowohl Maßnahmen zur Gefahrenabwehr als auch zur Strafverfolgung zu treffen) dominiert grundsätzlich die Gefahrenabwehr. Zu beachten ist weiterhin, dass die Polizei grundsätzlich nur subsidiär tätig wird. Erst wenn die an sich zuständige Behörde (Ordnungsbehörde, Kreisordnungsbehörde) nicht handeln kann oder darf, ergibt sich eine Eilkompetenz der Polizei.

▶ *Repression*

Die Polizei hat sowohl Ordnungswidrigkeiten als auch Straftaten zu verfolgen. Im Gegensatz zur Verfolgung von Ordnungswidrigkeiten steht der Polizei bei dem Verdacht von Straftaten *kein* Ermessensspielraum dahingehend zu, ob sie einschreiten will oder nicht. Aus dem Legalitätsprinzip (Meyer-Goßner 2004, zu §163 StPO) des § 163 Strafprozessordnung (StPO) ergibt sich für die Polizei die zwingende Verpflichtung, bei dem Verdacht einer Straftat Maßnahmen zu treffen, um die »Verdunkelung« der Sache zu verhüten. Der Adressat der repressiven Maßnahmen ist stets der *Verdächtige*, unabhängig davon, ob er leicht oder schwer verletzt ist. Soweit sich der Tatverdacht erhärtet hat und das Strafverfahren eingeleitet worden ist, handelt es sich begrifflich um den *Beschuldigten*. Das Denken in diesen Kategorien entspricht der Strafprozessordnung und bestimmt das Handeln der Polizei. Damit wird zugleich auch deutlich, dass Rettungsdienste und Polizeibeamte sehr unterschiedliche, von den jeweiligen Aufgaben determinierte Sichtweisen haben. Während beispielsweise die einen den Patienten vor Augen haben, sehen die anderen in ihm den Beschuldigten, der zwingend in Haft zu nehmen ist.

3.2.2 Aufgaben der Polizei

Wie bereits erwähnt, hat die Polizei die Aufgabe, Gefahren abzuwehren und Straftaten zu verfolgen. Soweit die erforderlichen Maßnahmen zur Strafverfolgung nicht getroffen werden, begründet dies den Verdacht der Strafvereitelung im Amt. Im Folgenden werden einige polizeiliche Standardmaßnahmen dargestellt.

▶ *Maßnahmen zur Strafverfolgung*

- *Blutprobe*: Die Blutprobe ist eine polizeiliche Standardmaßnahme. Gemäß § 81a StPO sind körperliche Untersuchungen und die Blutprobe anzuordnen, wenn Beweismittel gesichert werden müssen, die für das Verfahren von Bedeutung sein können. Hier geht es insbesondere um die Frage, ob eine Person (der Beschuldigte) unter dem Einfluss von berauschenden Mitteln gestanden hat. Diese Feststellung ist für das Strafverfahren von herausragender Bedeutung, weil zum einen nur so bewiesen werden kann, ob z.B. eine strafwürdige Trunkenheitsfahrt vorgelegen hat, und zum anderen, ob der Beschuldigte überhaupt schuldfähig ist. Daher gehört z.B. bei Verkehrsunfällen die Blutprobe zum Standardrepertoire der polizeilichen Maßnahmen selbst dann, wenn der Betroffene schwer verletzt ist. Nur soweit (bedeutende) »Nachteile« für die Gesundheit zu erwarten sind, darf die Blutprobe nicht angeordnet werden.
- *Identitätsfeststellung*: Eine Strafverfolgung wird nur möglich, wenn die Identität von Tatverdächtigen und Zeugen sicher festgestellt worden ist. Dazu sind Vor-, Nachname und die »ladungsfähige« Anschrift zu ermitteln. Sobald also bei einem Schadensereignis die Erstmaßnahmen zur Rettung angelaufen sind, werden Polizeibeamte mit der Feststellung der Identität der Betroffenen beginnen und z.B. wissen wollen, in welches Krankenhaus Verletzte gebracht werden.
- *Beweismittel sichern*: Polizeibeamte sind gesetzlich verpflichtet, potenzielle Beweismittel zu sichern (§ 94 StPO). Dazu gehört beispielsweise, dass eine Unfallstelle vermessen und fotografiert wird. Diese »Sicherungsmaßnahme« dient der Rekonstruktion der Tatabläufe und ist für das Verfahren von Bedeutung.

▶ *Prävention*

- *Hilflose Person*: Der Umgang mit hilflosen Personen gehört zum polizeilichen Alltagsgeschäft. Häufig handelt es sich um stark Alkoholisierte, um Drogenabhängige oder aus sonstigen Gründen orientierungslose Personen, die der Hilfe bedürfen. Nicht selten befinden sich stark betrunkene Personen in einer bedauernswerten Lage, so dass sie zu ihrem eigenen Schutz in Gewahrsam genommen werden müssen. Erforderlich wird dann eine Haftfähigkeitbescheinigung, die der (Not-)Arzt ausstellt. Grundsätzlich ist eine adäquate Untersuchung angezeigt. Im Zweifelsfall sollte eine Einlieferung in ein Krankenhaus veranlasst werden, da in einem polizeilichen Gewahrsam keine durchgängige Aufsicht bzw. Betreuung sichergestellt werden kann.
- *Psychisch Kranke*: Die vorläufige Einweisung psychisch kranker Personen macht ein Zusammenspiel von Arzt, Ordnungsbehörde und Polizei erforderlich (PsychKG SH). Grundsätzlich ist eine Einweisung durch einen Amtsarzt zu veranlassen. Der Transport des Kranken kann durch die Polizei begleitet werden. Hier sollte die Mitfahrt eines Polizeibeamten im Rettungswagen erfolgen.

▶ *Unfallaufnahme*

Die Aufgaben und Maßnahmen der Polizei an der Unfallstelle bestimmen sich nach Richtlinien, Erlassen und gesetzlichen Vorgaben. Die Schwere des Unfalls bestimmt den Umfang der polizeilichen Maßnahmen (Richtlinien für die Aufnahme und Bearbeitung von Straßenverkehrsunfällen, 1995). Polizeiliche Aufgabe allgemein ist es, die Gefahrenfeststellung und -beseitigung, die Verfolgung von Straftaten und Ordnungswidrigkeiten, die Durchführung der örtlichen Unfalluntersuchung und die statistische Erfassung mit dem Ziel einer wirksamen Verkehrssicherheitsarbeit zu ermöglichen. Zunächst geht es beim Eintreffen am Unfallort natürlich darum, Personen zu retten und die Unfallstelle abzusichern. Da es sich bei Unfällen mit Personenschäden in der Regel um zumindest fahrlässige Körperverletzungen (§ 230 StGB) handelt, sind Maßnahmen zu treffen, die die Strafverfolgung sichern. So ist festzustellen, wer das Fahrzeug geführt hat und wo Beteiligte gesessen haben. Diese Feststellungen können durch Befragen der Rettungssanitäter und durch kriminaltechnische Untersuchungen getroffen werden. Gleichermaßen wichtig für die Rekonstruktion des Unfalls ist die Spurenlage, damit Anstoßstellen und dergleichen mehr festgestellt werden können. Wenig hilfreich ist es aus Sicht der Polizei daher, wenn z.B. Mitglieder der Feuerwehr die Straßen frühzeitig von Glassplittern und Fahrzeugteilen säubern. Der Umfang der zu erhebenden Daten richtet sich nach den Vorschriften des Straßenverkehrsunfallstatistikgesetzes (§ 2 ff. Straßenverkehrsunfallstatistikgesetz). Unfälle, bei denen Personen getötet oder verletzt oder Sachschäden verursacht worden sind, werden in einer Bundesstatistik geführt. Bei schwerwiegenden Unfällen sind unter anderem die Art der Verkehrsbeteiligung, die Unfallfolgen und der Grad der Alkoholeinwirkung festzustellen. Als Getötete werden alle Personen erfasst, die innerhalb von 30 Tagen nach dem Unfall an den Unfallfolgen verstorben sind. Verletzte gelten dann als schwer Verletzte, wenn sie zur stationären Behandlung in ein Krankenhaus aufgenommen worden sind. Auskunftspflichtig sind nach dem Gesetz die Polizeidienststellen, deren Beamte den Unfall aufgenommen haben. Die erhobenen Daten dienen der Unfallforschung. Aus den dargestellten Gründen erheben Polizeibeamte zunächst am Unfallort diese Daten, soweit möglich aber auch erst später. Darüber hinaus sind die Personalien der Verletzten und der Getöteten festzustellen sowie zu ermitteln, in welche Krankenhäuser Verletzte gebracht werden. Weiterhin ist es auch Aufgabe der Polizei, Angehörige zu verständigen. Das Überbringen von Todesnachrichten gehört sicherlich zu den schwierigsten Aufgaben, die der Polizeidienst einem Polizisten abverlangt. Angehörige zweifeln die »schlimme« Nachricht häufig an und fragen nach Details in der Hoffnung, dass es sich bei der Nachricht um einen Irrtum handeln muss.

▶ *Größere Schadensereignisse*

Eine größere Schadenslage (PDV 100, Ziff. 4.1 ff.) ist gegeben, wenn ein Ereignis eingetreten ist, das das Leben, die körperliche Unversehrtheit zahlreicher Menschen, die lebensnotwendige Unterkunft sowie Versorgung der Bevölkerung oder erhebliche Sachwerte unmittelbar gefährdet, wesentlich beeinträchtigt oder schädigt und mit Polizeikräften des täglichen Dienstes allein nicht bewältigt werden kann sowie besondere, koordinierte Maßnahmen erfordert. Unter bestimmten Umständen können dazu auch Verkehrsunfälle zählen, soweit eine größere Anzahl von Menschen verletzt oder getötet worden ist. Kennzeichnend für diese Lagen ist, dass zunächst nicht genügend Kräfte zur Verfügung stehen und die notwendigen Informationen fehlen oder unvollständig sind. Je nach geografischer Lage des Ereignisortes kann es bis zu 15 Minuten dauern, bis die ersten Einsatzkräfte der Polizei vor Ort sind. In Ballungsgebieten wird diese Zeitspanne kürzer sein; in Flächenländern wie beispielsweise Schleswig-Holstein möglicherweise länger. Hier wird auch die Anzahl der sofort verfügbaren Polizeikräfte eher geringer sein.

Bei den unmittelbar Betroffenen des Ereignisses können irrationale Reaktionen bis hin zur Handlungsunfähigkeit eintreten. Aber auch bei den nicht unmittelbar betroffenen Personen können Betroffenheit und für die Lagebewältigung abträgliche Verhaltensweisen ausgelöst werden. Es kann auch davon ausgegangen werden, dass diese Ereignisse und die damit verbundenen Bilder von schwer Verletzten oder Getöteten Polizeibeamte berühren und in ihrer Handlungsfähigkeit beeinträchtigen können. Die möglichen folgenden Belastungen sind als posttraumatische Reaktionen bekannt.

Mit dem Eintreffen der Polizeikräfte am Ereignisort wird ein so genannter »Einsatzleiter vor Ort« die ersten Maßnahmen einleiten und koordinieren. Dazu wird er versuchen, sich einen Überblick zu verschaffen und Informationen zu erhalten. Soweit möglich, kann nun bereits der erste Austausch mit den Mitarbeitern des Rettungsdienstes erfolgen. Dabei geht es um Aspekte des Schadensausmaßes, der möglichen Anzahl von Verletzten und Getöteten, des Stands der Rettungsmaßnahmen, der Maßnahmen des Rettungsdienstes und der zur Verfügung stehenden Kliniken und Krankenhäuser. In der Regel ist eine erste Lagebesprechung allerdings erst später möglich. Damit eine strukturierte Arbeit möglich wird, werden zunächst Einsatzabschnitte (ausgewählte Abschnitte) gebildet.

Folgende Grundregeln für das taktische Handeln bestimmen die Maßnahmen der Polizei:

- Vorrang des Lebens,
- Gleichzeitigkeit der Maßnahmen,
- strukturierter Einsatz aller verfügbaren (Polizei)-Kräfte,
- Vorgehen von innen nach außen unter Bildung von Einsatzabschnitten,
- Rettung vor Bergung,
- Gefahrenabwehr vor Strafverfolgung.

▶ *Tatort bzw. Ereignisort*

Die Maßnahmen in diesem Einsatzabschnitt umfassen die Spurensicherung, die Beweissicherung, die Dokumentation des Schadensortes und – soweit möglich – die ersten Befragungen/Vernehmungen am Ereignisort sowie Absprachen mit der zuständigen Staatsanwaltschaft.

▶ *Verkehrsmaßnahmen*

Durch die Verkehrsmaßnahmen sollen die Rettungs- und Notwege freigehalten und damit die An- und Abfahrten der Rettungsfahrzeuge gewährleistet werden. Dazu erfolgen in der Regel eine Absperrung der Unfallstelle bzw. des Schadensortes sowie eine Sperrung von entsprechenden Straßenabschnitten. Weiterhin sind Hubschrauberlandeplätze freizumachen und eine großräumige Verkehrsumleitung ist vorzunehmen.

Leider ist häufiger zu beklagen, dass Rettungskräfte unkoordiniert den Unfallort anfahren und Rettungsfahrzeuge ohne Weitsicht (in Einzelfällen auf einer zweispurigen Straße sogar neben- und hintereinander; Bericht PFA 32/1994, S. 45) abstellen, so dass Rettungswege blockiert werden.

▶ *Ermittlungen*

Neben den dargestellten Maßnahmen am Tat- bzw. Ereignisort sind die Personalien der Verletzten bzw. Getöteten und möglicher Zeugen festzustellen. Darüber hinaus sind strafprozessuale Maßnahmen wie die Entnahme von Blutproben anzuordnen.

▶ *Öffentlichkeitsarbeit*

Kleinere und größere Schadensereignisse führen zu einem Informationsbedürfnis der Bevölkerung und damit der Presse. Immer häufiger geht es aber nicht um seriöse Berichterstattung, sondern um Auflagen steigernde Sensationsgier. Die vorschnelle und nicht gesicherte Weitergabe von »Informationen« muss möglichst vermieden werden. Dies gilt insbesondere für die Angabe über die Anzahl getöteter und verletzter Personen oder die Ursache des Unfalls bzw. Schadensfalls. Rettungsdienste und Polizei sollten sich möglichst darauf verständigen, wer welche Informationen gibt. Eine voreilig abgegebene Falschmeldung kann nicht mehr zurückgeholt werden, so dass Korrekturen und Richtigstellungen sehr schwierig sind.

Erfolgsfaktor für eine gute Zusammenarbeit von Rettungsdiensten und Polizei ist die Bereitschaft zu einem sinnvollen Miteinander statt eines Kompetenzgerangels. Im Einsatzfall ist eine frühzeitige Lagebesprechung sehr hilfreich, weil erforderliche Abstimmungen und der notwendige Informationsaustausch gewährleistet werden.

3.2.3 Besondere Einsatzlagen

▶ *Bedrohungslage und häusliche Gewalt*

Beispiel:

Kiel im Januar 2004: Ein 20-jähriger Mann bedroht mit einer Schusswaffe im Stadtteil Gaarden Passanten. Nach Eintreffen der Polizei begibt er sich nach einiger Zeit in einen Wohnblock. Als Spezialkräfte eingetroffen sind und die Wohnung, in der sich der Täter aufhalten soll, »stürmen« wollen, eilen Rettungssanitäter im Treppenaufgang an den Polizeikräften vorbei. Die Sanitäter hatten vorab die Information erhalten, dass ein Verletzter zu versorgen sei. Zum Glück kommen sie nicht zu Schaden.

In diesen und ähnlichen Fällen hat zuallererst die Eigensicherung Priorität. Straftäter und psychisch Verwirrte nehmen auch auf Rettungskräfte keine Rücksicht. Daher kommt es in diesen Lagen besonders darauf an, dass der Einsatz koordiniert, gut abgestimmt und auf Grundlage sicherer Informationen erfolgt.

Für die Durchführung eines Einsatzes mit Gewaltanwendung im sozialen Nahbereich (»häusliche Gewalt«) ist ein umsichtiges Vorgehen der Rettungsdienste nötig, das bereits mit der entsprechenden Meldung der Rettungsleitstelle beginnen muss. Auseinandersetzungen im sozialen Nahbereich gelten als sehr gefährlich (Lippay 2000, S. 22 ff.). Daher sollte grundsätzlich auf das Eintreffen der Polizei gewartet werden. Eine Diskussion darüber, wer zuerst die Wohnung betritt – Rettungsdienste oder Polizei – ist nicht hilfreich. Die Polizei ist dafür ausgebildet und in der Lage, die Wohnung zu betreten und erfolgreiche Maßnahmen zur Eigensicherung zu treffen. Zu beachten ist auch, dass es sich bei der Wohnung um einen Tatort handelt, so dass Spuren und Beweise sichergestellt werden müssen. Wichtig ist daher eine frühzeitige Absprache hinsichtlich der Vorgehensweise, der zu treffenden Maßnahmen und des möglichen Einsatzablaufs. In diesen Lagen sollten Rettungsdienste stets auf eine »Freigabe« durch die Polizei warten.

▶ *Amoklage*

Spätestens seit dem Ereignis in Erfurt im April 2002 sind Amoklagen ein polizeiliches Thema (Gallwitz 2001, S. 170 ff.). Bundesweit hat sich die Polizei auf die Bewältigung dieser Lagen eingestellt, entsprechende Einsatzkonzepte und Richtlinien entwickelt und ihre Beamten speziell geschult. Kennzeichnend für Amoklagen ist, dass ein oder mehrere Täter (scheinbar) planlos Menschen töten oder verletzen und auf Interventionen wie Ansprechen nicht reagieren (Faust 2002, S. 33). Daher muss es vorrangiges Ziel sein, das Töten zu stoppen und Verletzte zu retten. Erstes Ziel ist es, den Täter zu neutralisieren. Rettungskräfte können erst dann agieren – und zwar nur gemeinsam mit der Polizei – wenn von dem Amokläufer keine Gefahr mehr ausgeht und ein sicheres Retten von Opfern möglich ist (Gehrke, Weiss 2002, S. 325-336). Vorher besteht ein unkalkulierbares Risiko für das Leben und die Gesundheit auch der Rettungskräfte. Soweit zu realisieren, werden so zügig wie möglich so genannte Rettungsteams gebildet, damit Rettungssanitäter gemeinsam mit Polizeikräften eingesetzt werden können. Das gemeinsame Agieren muss abgesprochen werden. Zu empfehlen sind eine frühzeitige Absprache und ein gemeinsames Training.

3.2.4 Offenbarungsbefugnisse und -pflichten des Rettungsdienstes gegenüber der Polizei

> *»Was ich in meiner Praxis sehe oder höre oder außerhalb dieser im Verkehr mit Menschen erfahre, was niemals anderen Menschen mitgeteilt werden darf, darüber werde ich schweigen.«*
>
> (Eid des Hippokrates)

Die folgenden Ausführungen beleuchten die wesentlichen Aspekte der ärztlichen Schweigepflicht in komprimierter Form (Ebert/Straubel 2004, S. 199 – 206).

▶ *Umfang der ärztlichen Schweigepflicht*

Grundsätzlich ist davon auszugehen, dass Patienten ein besonderes Interesse daran haben, dass ihre gesundheitliche Situation nicht preisgegeben wird. Diesem Interesse folgend hat der Gesetzgeber eine Strafnorm geschaffen, die das Verhältnis Arzt – Patient besonders schützt und den Arzt einer Schweigepflicht unterwirft. § 203 Strafgesetzbuch (StGB) stellt unter Strafe, wenn unbefugt ein fremdes Geheimnis (...) offenbart wird. Die als ärztliche Gehilfen tätigen Personen treffen die gleiche Verpflichtung. Als Geheimnis im Sinne des § 203 StGB werden Informationen gewertet, die sich auf die Person des Betroffenen und seine Lebensverhältnisse beziehen. Dazu gehören der Gesundheitszustand, die Krankengeschichte, Verletzungen und Unfallfolgen, aber auch Sexual- und Suchtverhalten und genetische Veranlagungen. Die Tatsache einer ärztlichen Behandlung sowie die Umstände einer stationären Aufnahme sind auch als Geheimnis zu behandeln. Selbst wenn der Verdacht einer vorausgegangenen Straftat bei einem Patienten besteht und die Polizei ein Informationsinteresse hat, sind diese Umstände als Geheimnisse im Sinne der Strafvorschrift zu bewerten. Der Schutzzweck des § 203 StGB und das damit verbundene Schweigegebot erstreckt sich auf die medizinischen Feststellungen am Körper des Patienten und die Begleitumstände. Erkennt beispielsweise ein Rettungssanitäter bei der Behandlung eines verletzten Kfz-Führers, dass dieser stark alkoholisiert ist, stellt sich die Frage, ob der Rettungssanitäter die vor Ort anwesenden Polizeibeamten darüber informieren muss. Selbst für Verstorbene gilt noch das Recht auf informationelle Selbstbestimmung.

▶ *Grenzen der ärztlichen Schweigepflicht*

Die ärztliche Schweigepflicht (Tries 1999, S. 56 ff.) greift dann nicht, wenn eine wirksame Einwilligung des Patienten vorliegt. Unter Umständen genügt eine vermutete Einwilligung, wenn durch die Weitergabe von Informationen (»Geheimnis«) Maßnahmen im Interesse des Patienten erst möglich werden. Ansonsten weicht die ärztliche Schweigepflicht erst, wenn überragende Interessen des Allgemeinwohls dies erfordern. Hier wird der Verhältnismäßigkeitsgrundsatz besonders zu beachten sein (BVerwG, NJW 1989, S. 2961 ff.). Eine allgemeine gesetzliche Regelung fehlt in Deutschland, so dass die Vorschriften des § 34 StGB »Rechtfertigender Notstand« anzuwenden sind. Danach wird eine Tat – hier die an sich strafbare Weitergabe von Geheimnissen gemäß § 203 StGB – dann nicht bestraft, wenn eine nicht anders (als durch die Preisgabe) abwendbare Gefahr für Leben, Leib, Freiheit (...) abgewendet werden kann, soweit die drohende Gefahr für betroffene Rechtsgüter wesentlich die widerstreitenden Interessen – hier das Recht des Patienten auf informationelle Selbstbestimmung – überwiegt. Die bloße Mithilfe bei der Strafverfolgung zählt nicht dazu. Anderes gilt, wenn im konkreten Einzelfall Ärzte bzw. Rettungssanitäter Fragen von Polizeibeamten nach einer vermissten oder verunglückten Person beantworten, weil ein vorrangiges öffentliches Interesse an der Suche und an einer wirksamen polizeilichen Hilfe besteht. Auch wenn eine nachhaltige Störung des Rechtsfriedens durch ein schweres Verbrechen vorliegt, kann eine Ausnahme von der Schweigepflicht vorliegen. Dies gilt insbesondere dann, wenn Wiederholungstaten (z. B. bei Sexualstraftätern) zu erwarten sind.

▶ *Gesetzliche Offenbarungspflichten*

Soweit Ärzte in begutachtender Tätigkeit handeln, greift die Schweigepflicht nicht, da kein geschütztes Vertrauensverhältnis zwischen Arzt und Patient besteht. Das Ergebnis einer

Begutachtung ist gerade nicht das im § 203 StGB geschützte Geheimnis. So ist beispielsweise ein Beschuldigter unter den Voraussetzungen des § 81 a StPO verpflichtet, eine Blutprobe und eine körperliche Untersuchung zu erdulden. Gleiches gilt bei der Identifizierung unbekannter Toter, der so genannten Hafttauglichkeitsuntersuchung oder bei der vorläufigen Unterbringung psychisch Kranker.

▶ *Dienstrechtliche Auskunftspflicht*

Für bestimmte Bereiche gelten besondere gesetzliche Mitteilungs- bzw. Meldepflichten, die dem Arzt vorschreiben, was er unter welchen Voraussetzungen zu melden hat. Hier sind beispielsweise das Infektionsschutzgesetz (§ 7 Infektionsschutzgesetz), das Arzneimittel- (§ 48 (1) Arzneimittelgesetz) und das Betäubungsmittelgesetz (§ 9 BTM-Verschreibungsverordnung) zu nennen. Darüber hinaus greifen bestimmte Vorschriften aus den Meldegesetzen des Bundes bzw. der Länder. So sind die Leiter von Krankenhäusern und entsprechenden Einrichtungen verpflichtet, Angaben zur Identität aufgenommener Personen unverzüglich in ein Verzeichnis aufzunehmen und den zuständigen Behörden mitzuteilen. Die zuständigen Behörden, hier die Polizei, besitzen die Befugnis, zur Strafverfolgung bzw. zur Gefahrenabwehr diese Informationen abzufragen (§ 191 Landesverwaltungsgesetz SH und § 163 StPO). Freiberufliche Ärzte sind grundsätzlich nicht zur Mitwirkung bei polizeilichen Maßnahmen verpflichtet. Allerdings können sie unter bestimmten Umständen als so genannte »Nichtstörer« dann in Anspruch genommen werden, wenn eine gegenwärtige Gefahr abgewendet werden soll und eine Selbstgefährdung und eine Verletzung höherwertiger Pflichten nicht zu befürchten ist (§ 220 Landesverwaltungsgesetz SH).

3.2.5 Zusammenarbeit

▶ *Grenzen und Möglichkeiten der Polizei*

Die Zusammenarbeit von Rettungsdiensten und Polizei wird auch von den jeweiligen Rahmenbedingungen am Einsatz- bzw. Unfallort bestimmt. Je nach geografischer Lage des Einsatzortes ist entsprechend schnell eine ausreichende Anzahl Polizeikräfte im Einsatz.

▶ *Personalausstattung*

Für ländliche Bereiche wie beispielsweise das Flächenland Schleswig-Holstein ist davon auszugehen, dass bei Unfällen und kleineren Unglückslagen zunächst zwei Funkstreifenwagen vor Ort sein werden. Relativ häufig ist festzustellen, dass insbesondere Feuerwehr und Rettungsdienste der Polizei zahlenmäßig »überlegen« sind. Daher muss sich die Arbeit der Polizeibeamten auf die wesentlichen Maßnahmen beschränken.

▶ *Ausbildungsstand*

Polizeibeamte verfügen in der Regel über einen guten Ausbildungsstand. Die am Unfall- oder Unglücks- bzw. Einsatzort zu treffenden Maßnahmen werden routiniert abgewickelt. Allerdings können natürlich auch Polizisten an die Grenzen ihrer Belastbarkeit gelangen, wenn es beispielsweise darum geht, Unfallopfer zu retten bzw. zu bergen. Zum Ausbildungsinhalt von Polizeibeamten gehört ein intensives Kommunikationstraining und eine psychologische Schulung, so dass Gesprächstechniken und die psychologischen Kommunikationsmodelle bekannt sind. In der Fortbildung werden diese verbalen Kompetenzen weiter trainiert.

▶ *Ländliche / städtische Struktur*
Die Einsatzmöglichkeiten unterscheiden sich im Hinblick auf die schnelle Verfügbarkeit von Kräften deutlich. In Städten ist in der Regel in ganz kurzer Zeit eine Vielzahl von Funkstreifenwagenbesatzungen verfügbar. In der Nachtzeit muss je nach Einsatzbelastung im ländlichen Bereich davon ausgegangen werden, dass es im Einzelfall bis zu 20 Minuten dauern kann, bis der erste Streifenwagen den Einsatzort erreicht hat.

▶ *Forderung: Führungs- und Einsatzkräfte müssen sich kennen*
Das Ziel der bestmöglichen Gewährleistung schneller Hilfeleistung kann nur dann garantiert werden, wenn alle Beteiligten ohne Konkurrenzgerangel in einem vertrauensvollen Verhältnis zusammenwirken. Voraussetzung für einen erfolgreichen Einsatz ist, dass sich die beteiligten Behörden und Hilfsorganisationen einschließlich ihrer Ausstattung und Einsatzmöglichkeiten, ihrer Einsatzschwerpunkte und -philosophie gegenseitig kennen. Besonders günstig ist es, wenn sich Führungs- und Einsatzkräfte persönlich bekannt sind und regelmäßige Kontakte pflegen. Dies ist beispielsweise durch gemeinsame Besprechungen und insbesondere Nachbesprechungen von Einsätzen möglich, aber auch durch das gemeinsame Üben.

▶ *Einsatznachbereitung*
Der Einsatznachbereitung kommt eine besondere Bedeutung zu. Für die Polizei gehört sie als Teil des so genannten deeskalierenden Einsatzmodells zum Standard. Die Einsatznachbereitung erfolgt durch Darstellung, Analyse und Bewertung der getroffenen Maßnahmen. Ihr Ziel ist es, den Beamten zu ermöglichen, aus Fehlern zu lernen und neue Erkenntnisse für die zukünftige Lagebewältigung zu erhalten. Dabei kommt es darauf an, nicht nach Schuldigen, sondern nach Fehlern zu suchen und sachliche sowie konstruktiv-kritische Kritik zu üben. Gemeinsame Einsatznachbereitungen sind von besonderer Bedeutung. Sie ermöglichen es den Polizisten, die Perspektive zu verändern und die Sichtweise der anderen Einsatzbeteiligten kennen zu lernen und zu verstehen.

3.2.6 Einzelne Problemfelder

Die besonderen Aufgaben von Feuerwehr, Polizei und Rettungsdiensten erfordern häufig, sich zur Gefahrenabwehr bewusst in gefährliche Lagen zu begeben. Zur Risikominimierung ist es zwingend erforderlich, Kenntnisse über die Lage selbst zu erhalten sowie ein gemeinsames Vorgehen/Handeln abzusprechen. Für die jeweils unterstützenden Kräfte, die im Arbeitsfeld der anderen nicht ausgebildet sind, ist die Kenntnis einiger grundlegender Sachverhalte wichtig, damit die Unterstützung tatsächlich geleistet werden kann und keine unkalkulierbare Gefahrensituation entsteht. Zu berücksichtigen ist bei Gefahrgutunfällen und Bränden besonders, dass Polizeibeamte und Rettungsdienste nicht ausreichend gegen die Gefahren von Atemgiften geschützt sind. Daher sind in solchen Fällen Aktivitäten, so wichtig sie auch sein mögen, von ihnen zu unterlassen. Ähnliche Gefahren sind mit der Ausbreitung von Schadenslagen verbunden. So ist an einem Brandort grundsätzlich mit einem unkontrollierbaren Ausbreiten des Brandes zu rechnen. Entsprechend müssen Einsatz- und ggf. Rückzugswege geplant werden. Besondere Gefahrenquellen ergeben sich darüber hinaus bei polizeilichen Einsätzen wie Bedrohungs- und Geisellagen (s.o.), bei Konfliktsituationen – gerade dann, wenn Personen unter Alkohol- oder Suchtmitteleinfluss stehen – und bei Veranstaltungs- und Versammlungslagen. Hier sollte bei der Lagebewertung auf die Erfahrung der Polizeibeamten gesetzt und den polizeilichen Empfehlungen gefolgt werden.

▶ *Qualität der Informationen der Polizei*

Voraussetzung für effektive Hilfeleistung und Zusammenarbeit ist auch die Qualität der Informationen. Häufig stellt sich die Kommunikation im Rahmen der Notfallmeldung als Schwachstelle dar, so dass eine adäquate Notrufverarbeitung im Hinblick auf die geeigneten und erforderlichen Rettungsmaßnahmen nur unzureichend erfolgen kann. Nicht selten sind die an die Polizei über Notruf abgegebenen Meldungen unvollständig, ungenau oder fehlerhaft. Zu beachten ist besonders, dass Notrufmeldungen mit dem polizeilichen Ohr gehört werden. Die wesentlichen Inhalte eines medizinischen Notfalls sind häufig nicht bekannt, so dass zeitliche Verzögerungen eintreten können.

▶ *Rettungsdienst wird zu spät informiert*

Aus Sicht der Rettungsdienste und der Feuerwehr treten drei Mängel wiederkehrend auf (Fritzen 1994, S. 45):

1. Feuerwehr und Rettungsdienste werden zu spät informiert. Diese Gefahr besteht immer dann, wenn es sich zunächst um »reine« Polizeilagen handelt (z.B. Bedrohungslagen oder Geiselnahmen), so dass der Schwerpunkt der Lagebewältigung bei der Polizei liegt und Informationen nicht oder nur verspätet weitergegeben werden. Damit wird den Rettungsdiensten die Möglichkeit genommen bzw. erschwert, sich angemessen vorzubereiten und den eigenen Kräfteansatz zu steuern.
2. Die Anforderungen der Polizei können indifferent sein. Mitteilungen wie »Schickt mal 'nen Krankenwagen« erfordern immer Nachfragen, damit Einsatzlage und benötigte Kräfte abgeschätzt werden können.
3. Der Rettungsdienst wird über Lageentwicklungen und Einsatzplanung der Polizei nicht oder nur unzureichend informiert (Dörgers/Gerlach 1998, S. 133). Auch hier besteht die Gefahr, dass die adäquate rettungsdienstliche Betreuung nicht sichergestellt ist.

Zur Reduzierung der dargestellten Probleme sollten Rettungsdienste nicht auf Informationen warten, sondern eine aktive Rolle einnehmen und Lagemeldungen bzw. -berichte einfordern. Dies gilt insbesondere auch unter dem Aspekt der Eigensicherung. Soweit ein Gefährdungspotenzial besteht, sind entsprechende Informationen unverzichtbar.

▶ *Verständigung zwischen Notarzt und Polizei*

Für Notärzte und Rettungssanitäter ist es häufig schwierig, den richtigen Ansprechpartner bei der Polizei zu finden. Dienstgradabzeichen geben nur bedingt Orientierungshilfe. Je nach Lage ist auch schwer zu erkennen, welcher Polizeibeamte zuständig für die Führung vor Ort ist. Polizeilichen Auskünften zur Art der Verletzungen von Unfallbeteiligten sollte kein zu großer Wert beigemessen werden, da hier der medizinische Kenntnisstand in der Regel nur sehr gering ist oder fehlt. Auch bei der Einteilung von leicht und schwer Verletzten durch die Polizei darf ein Notarzt oder ein Rettungssanitäter grundsätzlich nicht mit gesicherten Auskünften rechnen.

Im Rahmen von Polizeieinsätzen muss der Notarzt folgende Informationen erhalten (oder einfordern):

- polizeilicher Ansprechpartner (»Führung vor Ort«),
- Einsatzanlass bzw. Einsatzlage,
- mögliche Anzahl von Verletzten,
- exakte Angabe der Örtlichkeit,
- bestehendes Gefahrenpotenzial (auch für die Rettungskräfte),
- möglicher Einsatzablauf (z.B. bei einer Geisellage),
- erwartete Einsatzdauer.

Zu berücksichtigen ist darüber hinaus, dass sich auch Polizeibeamte in einer besonderen Einsatzsituation befinden und unter erhöhter Anspannung arbeiten.

▶ *Polizei – Ersthelfer oder Rettungssanitäter?*

Polizeibeamte verfügen in der Regel nicht über fundiertes medizinisches Wissen (Stahl 2000, S. 110 ff.). Sie besitzen Kenntnisse über die grundlegenden Maßnahmen der Ersten Hilfe. So werden Polizeianwärter im Rahmen von 24 Unterrichtsstunden theoretisch und praktisch geschult. Fortbildungen finden allerdings kaum statt. In einigen Bundesländern, beispielsweise Baden-Württemberg, werden Notfall- und Rettungstrainings durchgeführt (Lippay 2000, S. 76 ff.), so dass dort die häufig zuerst am Unfallort eintreffenden Polizeibeamten zumindest lebensrettende Erstmaßnahmen ergreifen können. Es ist aber nicht die Aufgabe der Polizei, an der Stelle des Rettungsdienstes zu fungieren. Unterschiedlich in den Ländern ist auch die Erste-Hilfe-Ausstattung in den Einsatzfahrzeugen der Polizei. Für Baden-Württemberg soll das Notfall- und Rettungstraining und die Ausstattung mit einer erweiterten Erste-Hilfe-Ausrüstung (Notfalltasche »First Responder«) langfristig umgesetzt werden (Lippay 2000, S. 77).

3.2.7 Checkliste für eine bessere Zusammenarbeit

Für die Zusammenarbeit von Polizei und Rettungsdiensten können folgende Grundsätze die Erfolgsfaktoren sein:

- Partnerschaftliche Zusammenarbeit ist Pflicht aller Mitarbeiter.
- Jede Organisation erfüllt ihre Aufgaben in eigener Verantwortung, stimmt aber die eigenen Maßnahmen mit den Partnern ab und unterstützt diese nach besten Kräften und im Rahmen der gesetzlichen Vorschriften.
- Jeder berücksichtigt die besonderen Aufgaben und Anliegen der Partner angemessen.
- Prioritäten werden beachtet, ohne dass die Erfüllung anderer wichtiger Aufgaben vernachlässigt wird (Beispiel: Rettung von Menschenleben vor Strafverfolgung, aber kein Verzicht auf Strafverfolgung).
- Information und Kommunikation sind die Basis für vertrauensvolle und effektive Zusammenarbeit.
- Führungs- und Einsatzkräfte sollten die Partner der gleichen Ebene persönlich kennen und über ihre Einsatzmöglichkeiten gründlich informiert sein.
- Der gemeinsame Einsatz ist in Besprechungen, Besichtigungen, Einsatznachbereitungen und Übungen vorzubereiten.
- Unvertretbare Risiken werden durch Maßnahmen zur Eigensicherung vermieden. Gefahrenbereiche werden erst nach Zustimmung der Polizei betreten.
- Festgestellte Mängel werden im Rahmen von gemeinsamen Einsatznachbereitungen besprochen und aufgearbeitet.

3.3 Kommunikation mit dem Krankenhaus / Schnittstellenkommunikation / Übergabe

P.G. Knacke

3.3.1 Kommunikation mit dem Krankenhaus

Unter Kommunikation (lat. communicare = mitteilen) versteht man allgemein den Austausch von Informationen. Hierzu benötigt man einen Sender und einen Empfänger. Bei der Kontaktaufnahme mit einem Krankenhaus befindet sich der Sender außerhalb der Klinik und der Empfänger innerhalb dieser; in umgekehrter Richtung existiert natürlich ebenso ein Informationsfluss.

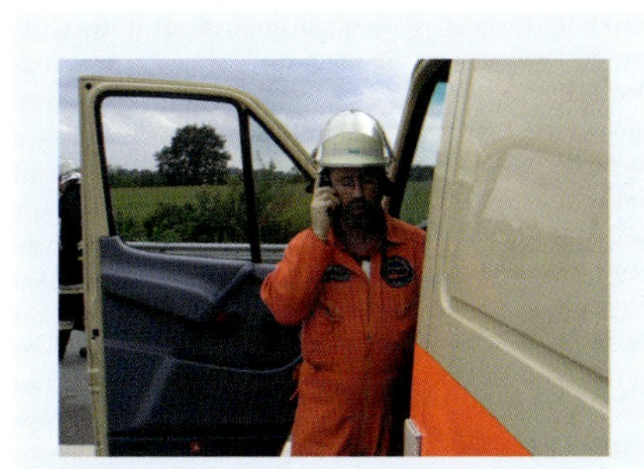

Abb. 21 ▶ Kommunikationsmittel Funktelefon

3.3.2 Direkte Kommunikation

Bei der Kontaktaufnahme von außerhalb der Klinik zu Institutionen einer Klinik gibt es die Möglichkeit der direkten Kontaktaufnahme, deren deutlicher Vorteil eine Minimie-

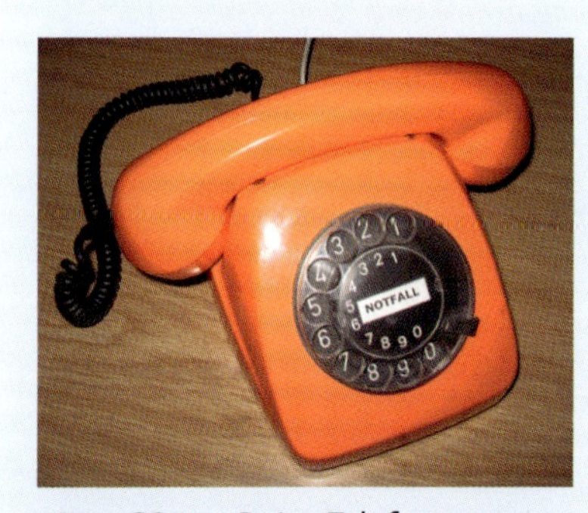

Abb. 22 ▶ »Rotes Telefon« zur Notfallanmeldung von außerhalb der Klinik

rung des Datenverlustes ist. Hierzu ist ein Telefon gut geeignet. Funktelefone sind weit verbreitet und werden zur Voranmeldung von Patienten vielfach genutzt. Um den geeigneten Ansprechpartner als Empfänger der Information zu erreichen, ist jedoch eine genaue Kenntnis des organisatorischen Aufbaus des entsprechenden Krankenhauses notwendig; es besteht sonst die Gefahr von immensen Zeitverlusten bis zum Erreichen des kompetenten Ansprechpartners durch eine Weiterleitung des Gespräches in der Klinik. Hilfreich und gängig sind daher zentrale klinische Notrufnummern – die »roten Telefone« – zur Notfallanmeldung von außerhalb der Klinik. Innerklinisch ist klar zu regeln, wer einen Telefonanruf auf diesem Apparat entgegennehmen darf. Von beiden Seiten ist zu dokumentieren, wer den Anruf entgegengenommen hat, wer angerufen hat, und es ist möglichst eine Rückrufnummer anzugeben.

3.3.3 Indirekte Kommunikation

Über Dritte kann ebenso ein Kontakt zu dem Krankenhaus hergestellt werden. Diese Möglichkeit wird bei Zeitmangel an einem Einsatzort, bei fehlender Telefonverbindung und auch bei Unkenntnis der Ansprechpartner des Krankenhauses genutzt. Im Rettungsdienst wird der Kontakt üblicherweise über die regionale Rettungsleitstelle hergestellt und der Patient über diese vorangemeldet. Ein Vorteil ist die sichere Dokumentation der Voranmeldung, da Telefonate von Rettungsleitstellen mitgeschnitten werden. Ein Nachteil ist die »stille Post«: Eine Rettungsleitstelle kann nur Informationen weitergeben, die sie selbst erhalten und klar verstanden hat. So kann aus der Voranmeldung »epileptischer Anfall« leicht ein »eploptischer Anfall« werden, was zu Verwunderung in der Klinik führen kann.

3.3.4 Art der Daten

Es gibt verschiedene Arten von Daten, die mit einer Klinik ausgetauscht werden. Da es sich meist um Patientendaten handelt, ist unbedingt auf den Datenschutz zu achten, insbesondere sollen Personalien nicht im Zusammenhang mit Diagnosen über Funk mitgeteilt werden. Falls ein Patient in einer Klinik bekannt ist und daher namentlich angemeldet werden soll, ist der telefonischen Voranmeldung der Vorzug zu geben. Auch diese Daten lassen sich bei einem indirekten Informationsweg telefonisch einer Rettungsleitstelle zur Weiterreichung der Information übermitteln. Von dem Krankenhaus wird üblicherweise zur Vermeidung von Informationslücken standardisiert eine Checkliste abgefragt, die die folgenden Daten beinhaltet:

- Diagnosen,
- Zustand (stabil/instabil),
- Beatmung (ja/nein),
- Alter/Geschlecht,
- voraussichtliche Eintreffzeit
- Transportmittel (RTW/RTH),
- Rückrufnummer.

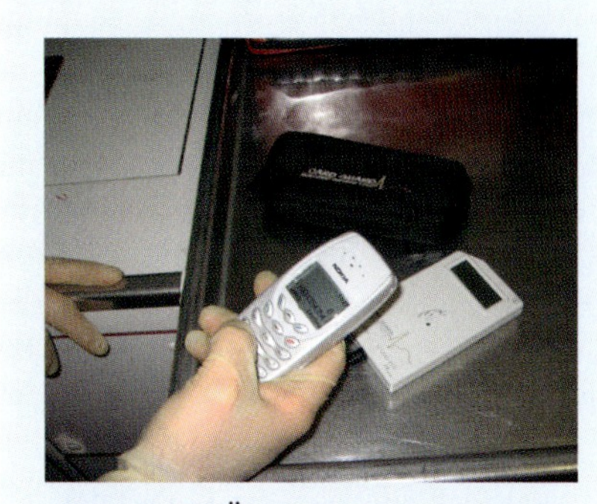

Abb. 23 ▶ Übermittlung von EKG-Daten

Die Voranmeldung lässt sich optimieren, wenn die vom Krankenhaus abgefragte Checkliste ebenfalls der Rettungsleitstelle vorliegt, um die Anzahl weiterer Rückfragen zu minimieren.

Auf elektronischem Weg lassen sich ebenfalls Daten übertragen, seien es Notarztprotokolle oder EKG-Ableitungen, die direkt einer Klinik zugesandt werden.

Dieses Verfahren ist zurzeit nur wenigen Zentren vorbehalten und erfordert ebenfalls standardisierte Abläufe. Werden im Gegenzug aus einer Klinik medizinische Daten oder Personalien angefordert, ist aus Datenschutzgründen die Information sehr erschwert und geschieht nur nach Einwilligung des Patienten oder seines Bevollmächtigten. Im Rahmen des Informationsaustausches zwischen verschiedenen Kliniken existieren zur Ermöglichung eines Datenaustausches von Befunden und Patientenunterlagen spezielle Anforderungsformulare.

3.3.5 Schnittstellenkommunikation

Der Informationsfluss erfolgt, wie zuvor beschrieben, zwischen einem Sender und einem Empfänger. Sie müssen sich zur Gewährleistung eines ausreichenden Verständnisses unbedingt auf der gleichen sprachlichen Ebene befinden. Dies ist bekanntermaßen ebenso bei der technischen Datenübertragung notwendig. Zur Voranmeldung eines Patienten ist das direkte Arzt-Arzt-Gespräch über das Notfalltelefon optimal. Denkbar ist ebenso, dass ein Patient über ein Gespräch des Notarztes mit dem Pflegepersonal angemeldet wird. Hierarchien in der Klinik können jedoch innerklinisch durch Entscheidungskompetenzen Kommunikationsprobleme verursachen und zu weiteren Nachfragen über den Patienten führen. Daher darf nur eine definierte Personalgruppe Anrufe über das Notfalltelefon annehmen. Um Nachfragen zu vermeiden, existieren zur Minimierung eines Datenverlustes zudem die erwähnten Abfragelisten. Auch Mehrfachanmeldungen eines Patienten sind zu vermeiden, eine zentrale Rufnummer und ein Anmeldender vermeiden dieses Problem. Selten können Patienten von einer Klinik nicht aufgenommen werden: Grundsätzlich sind die Kliniken zwar zur Erstversorgung verpflichtet, im Falle einer Ablehnung sind aber dennoch alternative Zielkliniken in Betracht zu ziehen. Ziel ist es jedoch immer, dass der Patient so früh wie möglich gut versorgt eingeliefert wird und eine optimale Behandlung erhält.

3.3.6 Übergabe

Die Übergabe eines Patienten hat zur Vermeidung von Problemen möglichst standardisiert zu erfolgen. Zunächst muss der Übergabeort dem »Zulieferer« eines Patienten, also den Rettungsdienstmitarbeitern, sowie den »Empfängern«, also dem Klinikpersonal, bekannt sein. Werden Patienten je nach Krankheitsbild einmal in die Außenklinik einer speziellen Fachdisziplin, ein anderes Mal allerdings direkt in die Diagnostik oder direkt auf eine Intensivstation eingeliefert, ist dieses Vorgehen zwar möglich, sollte aber eindeutig eine Ausnahme darstellen. Die Übergabe kann sich hierdurch zeitlich stark verzögern, oder es ist möglich, dass das Klinikteam sich sogar als »nicht zuständig« erklärt. Klassische Übergabeorte sind dagegen der Schockraum, die Zentrale Notaufnahme und der Kreißsaal. Diese sollten in der Klinik durch Hinweisschilder gekennzeichnet und somit für alle gut auffindbar sein. Am Übergabeort ist zunächst abzuklären, ob das übernehmende Personal vollständig anwesend ist oder möglicherweise Fachdisziplinen fehlen. Zusätzlich sollte erfragt werden, ob es eine Leitung des Übernahmeteams, wie beispielsweise einen Schockraummanager, im Arbeitsbereich Schockraum gibt. Somit kann eine einmalige sorgfältige Übergabe an das gesamte Personal erfolgen. Nur auf diese Weise lassen sich Redundanzen, also wiederkehrende gleiche Informationen und »viele kleine Übergaben« vermeiden.

3.3.7 Informationen

Zunächst wird der Grund der Einlieferung in die Klinik als Kurzanamnese mit Diagnosen und Befunden dargestellt. Wenn Unfälle erfolgt sind, ist zur Einschätzung der Verletzungs-

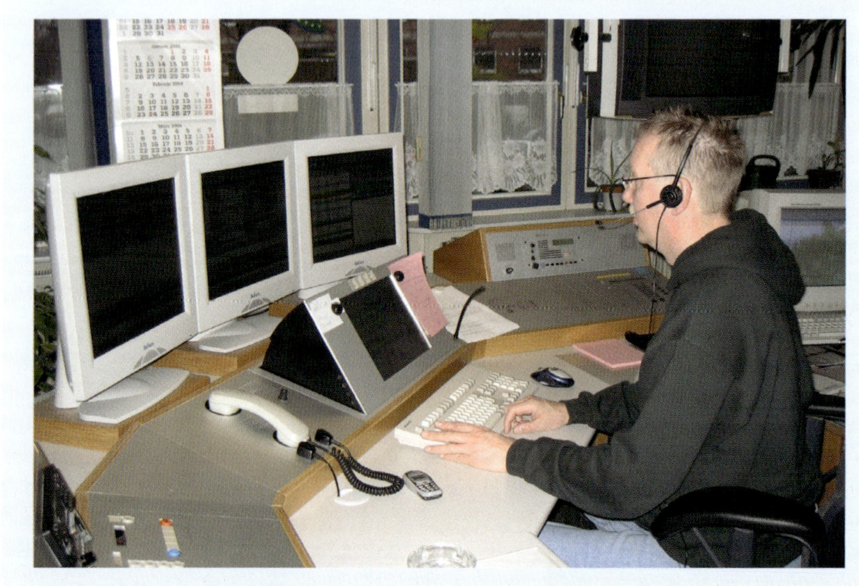

Abb. 24 ▶ Rettungsleitstelle

schwere der Unfallmechanismus sorgfältig zu beschreiben. Spezielle medizinische Maßnahmen (z.B. Narkose, Intubation, Thoraxdrainage oder Defibrillation) werden mit Angabe des Grundes der Maßnahme kurz erwähnt. Insbesondere der zeitliche Verlauf ist zur Einschätzung der Dynamik eines Verletzungs- oder Krankheitsbildes von großem Interesse. Auf dem Einsatzprotokoll werden sämtliche Daten sorgfältig und gut lesbar dokumentiert. Neben den vollständigen Personalien werden Kurzanamnese, Vorerkrankungen, Medikation, Befunde, und Therapie zeitlich aufgeführt. Eigene Abkürzungen sind zu vermeiden (z.B. »Pkw -> Baum«), stattdessen ist Relevantes zu dokumentieren (z.B. »Pkw nach Kollision mit Gegenverkehr rechtsseitig gegen Baum, angeschnallt, Airbag ausgelöst, Lenkrad verbogen«). Das Beispiel zeigt dem Übernehmenden, dass der Airbag eventuell schon bei der Kollision mit dem Gegenverkehr ausgelöst haben könnte und bei der Baumkollision möglicherweise wirkungslos war. Hilfreich ist die Dokumentation der Telefonnummern von Angehörigen zur Ermöglichung weiterer Nachfragen. Der zeitliche Ablauf mit dem Zeitpunkt der Alarmierung, des Eintreffens am Einsatzort, der Verweildauer und der Übergabe ist auf dem Einsatzprotokoll zu dokumentieren.

Tipps für die Übergabe:

1. Der Ort der Übergabe von Patienten in der Klinik muss eindeutig und bekannt sein.
2. Die Übergabe ist erst zu beginnen, wenn das Übernahmeteam vollständig ist; dies ist zu erfragen.
3. Als kurze Schilderung werden dargestellt: Grund der Alarmierung des Rettungsdienstes, Erstbefund, Diagnose, Therapie und Verlauf.
4. Erst dann erfolgt die Umlagerung und damit Übergabe des Patienten.
5. Das kontinuierliche Monitoring wird gewechselt.
6. Der Übergabezustand und der Zeitpunkt werden dokumentiert.
7. Ein sorgfältig ausgefülltes, leserliches Einsatzprotokoll ist zu hinterlassen und wird vor Weitergabe auf Vollständigkeit geprüft und ggf. ergänzt.

3.4 Kommunikation mit der Presse bei Großschadenslagen

H. Zebothsen

»Bad news are good news.«

(trad.)

Gemäß der Grundregel der Polizeiberichterstatter aller Medien kommen Helfer und Reporter immer dann miteinander in Kontakt, wenn es für andere Menschen um Leben oder Tod geht. In emotional belastenden Krisensituationen ist es wichtig, auch im Umgang mit Journalisten die Ruhe zu bewahren und für alle Beteiligten professionelle Arbeit zu ermöglichen. Vor Ort kommt es oft genug zu heftigen Auseinandersetzungen: Beide Seiten fühlen sich in ihrer Arbeit behindert, gilt es doch für die einen vor allem, Hilfe zu leisten, und für die anderen, möglichst exklusive Informationen und Bilder zu bekommen. Im Folgenden werden zunächst gesetzliche Grundlagen geschildert, Arbeitsweisen von Pressevertretern – speziell von Polizeireportern – dargestellt und konkrete Vorschläge für konstruktive Arbeitsmechanismen erläutert.

Merke

Grundsätzlich gilt: Eine enge und positive Zusammenarbeit zwischen Rettern und der Presse ist nötig und möglich – und Sie können viel dafür tun.

3.4.1 Presserecht (Hamburgisches Pressegesetz in Auszügen)

§ 3 des Hamburgischen Pressegesetz lautet:

»Die Presse erfüllt eine öffentliche Aufgabe insbesondere dadurch, dass sie Nachrichten beschafft und verbreitet, Stellung nimmt, Kritik übt, in anderer Weise an der Meinungsbildung mitwirkt oder der Bildung dient.«

Die relativ abstrakten Begrifflichkeiten bieten im Alltag immer wieder Spielraum für Rechtfertigungen vonseiten der Presse. Besonders die Formulierungen »Nachrichten zu beschaffen« und »der Bildung zu dienen« sind häufig Gegenstand hitziger Diskussionen. Weltweit gesehen ist die Möglichkeit der Kritikausübung eher selten und für Pressevertreter ein hohes Gut.

Weiter heißt es im § 4 Informationsrecht des oben genannten Gesetzes:

»Die Behörden sind verpflichtet, den Vertretern der Presse und des Rundfunks die der Erfüllung ihrer öffentlichen Aufgabe dienenden Auskünfte zu erteilen. Auskünfte können verweigert werden, wenn

1. *hierdurch die sachgemäße Durchführung eines schwebenden Gerichtsverfahrens, Bußgeldverfahrens oder Disziplinarverfahrens beeinträchtigt oder gefährdet werden könnte oder*
2. *Vorschriften über die Geheimhaltung oder die Amtverschwiegenheit entgegenstehen oder*
3. *sonst ein überwiegendes öffentliches oder schutzwürdiges privates Interesse verletzt würde.«*

Eine Auskunftsverweigerung ist daher bei schwebenden Verfahren und laufenden Ermittlungen möglich, wenn z.B. der Verdächtige flüchtig oder ein Entführungsopfer noch in den Händen seiner Kidnapper ist.

3.4.2 Pressekodex (in Auszügen des Deutschen Presserats)

Dem Kodex unterziehen sich Medienvertreter freiwillig. Er ist Konsens der Verlage und ihrer Vertreter. Bezogen auf Schnittstellen mit Helfern sind folgende Absätze relevant:

»Bei Unglücksfällen und Katastrophen beachtet die Presse, dass Rettungsmaßnahmen für Opfer und Gefährdete Vorrang vor dem Informationsanspruch der Öffentlichkeit haben.«

Was sich liest wie eine Selbstverständlichkeit, bietet vor Ort meist das größte Konfliktpotenzial. Hinweise zur Entschärfung solcher Situationen finden Sie weiter unten.

»Opfer von Unglücksfällen oder von Straftaten haben Anspruch auf besonderen Schutz ihres Namens.«

Dieser Passus ist der Grund dafür, dass aus der Hamburgerin Ilse Meier in den Medien »Ilse M. aus H.« wird. Aus anderen gesetzlichen Gründen gilt dies auch für Täter und Verdächtige. Bis zu deren rechtskräftiger Verurteilung sind sie außerdem stets mit dem Zusatz »mutmaßlich« zu versehen – aus dem Täter Harald Müller wird also bis zur rechtskräftigen Verurteilung, die ggf. erst in der letztmöglichen Gerichtsinstanz erreicht wird, der »mutmaßliche Täter Harald M.«.

»Die Berichterstattung über Selbsttötung gebietet Zurückhaltung – insbesondere in Bezug auf Namen und Schilderung näherer Umstände.«

Dieser Passus ist Ausdruck einer gewandelten Sicht der Gesellschaft im Hinblick auf Suizide: Galt ein Suizid(-versuch) früher als eine strafbare Handlung, wird den betroffenen Personen heutzutage vollständig eine persönliche Verantwortlichkeit für ihr Handeln zugesprochen, über das nicht in den Medien berichtet werden darf. Ausnahmen stellen hier »Personen der relativen oder absoluten Zeitgeschichte« dar: Über den Suizid (-versuch) einer namhaften Persönlichkeit darf demzufolge durchaus eine öffentliche Berichterstattung erfolgen.

3.4.3 Recht am eigenen Bild (in Auszügen)

Reporter fotografieren und filmen am Unfallort. Das ist ihr Job – doch was dürfen sie und was nicht? Das »Recht am eigenen Bild« ist geregelt im »Gesetz betreffend das Urheberrecht an Werken der bildenden Künste und Photographie (KUG)«:

- Das »Recht am eigenen Bild« ist ein immaterielles Recht, es bezieht sich also nicht auf das konkrete Bild/Foto, die konkrete Filmaufnahme etc. Die Forderung zur Herausgabe der Kamera oder des Films ist somit nicht erlaubt.
- Die Bildnisveröffentlichung ohne Einwilligung des Abgebildeten ist unzulässig. Dies gilt grundsätzlich, doch Ausnahmen sind vorhanden. Ausgenommen sind beispielsweise »Personen als Beiwerk« – wie z.B. auf einer Demonstration, im Konzert oder als Unfallgaffer – und Personen der »relativen oder absoluten Zeitgeschichte«. Erstgenannte sind z.B. auch sämtliche Beteiligte eines Unfalls. Sie stehen nur eine begrenzte Zeit im Blickpunkt der Öffentlichkeit. Die Veröffentlichung ihrer Bilder ist jedoch nur dann erlaubt, »insoweit sie durch die in Rede

stehenden Ereignisse im öffentlichen Interesse stehen.« Letztere sind Personen, die qua Status, Herkunft oder Beruf eine besondere Stellung haben, wie z.B. Mitglieder von Königshäusern, Politiker, Sportler, Popstars. Sie können »aufgrund des öffentlichen Informationsinteresses in der vollen Bandbreite ihres Wirkens abgebildet werden.«

- Bekommt jemand für die Bilderstellung ein Honorar, erklärt er mit dessen Annahme automatisch sein Einverständnis zur Veröffentlichung.

▶ *Hintergrund*

In Deutschland gibt es mehr als 350 Tages-, 25 Wochen- und 10 Sonntagszeitungen. Ungezählt sind die Radio- und Fernsehsender bzw. -produktionsfirmen. 85% der Leser interessieren sich vor allem für lokale Geschichten – »Sex and Crime« bringen hierbei nach Leserbefragungen die größte Auflage.

Am Beispiel des Tagesablaufs eines Polizeireporters einer Hamburger Tageszeitung lässt sich der Arbeitsweg erkennen, den die Themen durchlaufen: Die Frühschicht beginnt zu Hause ab 6 Uhr am Scanner, ab 7 Uhr werden die Lagedienste abtelefoniert. Gegen 9 Uhr kommt der Reporter in die Redaktion, liest die Konkurrenzblätter, prüft online die Frühmeldungen der Presseagenturen sowie die Angebote der Bild- und Filmagenturen aus der Nacht und klärt weitere Details und ggf. Interviewanfragen mit den Pressestellen der Behörden. In der Morgenkonferenz mit allen Redakteuren der anderen Ressorts wird gegen 11 Uhr der Lokalteil der Ausgabe für den nächsten Tag grob gegliedert; alle Ressorts stehen hierbei in hauseigener Konkurrenz – Vorschläge für den Titelaufmacher auf Seite 1 stehen jetzt schon fest. Es folgt Zeit für die Vor-Ort-Recherche, Telefonate, Archivarbeit und anderes. Die Produktionszeiten der Blätter entscheiden über den weiteren Ablauf: Wann wird angedruckt? Wie viele Ausgaben gibt es – z.B. eine Nacht- und eine Tagausgabe? Exklusive Geschichten werden für die Tagausgabe aufgespart – druckt doch die Konkurrenz erst nach einem Blick auf die eigene vorherige Nachtausgabe an. Der Redaktionsschluss für Tageszeitungen liegt in Hamburg zwischen 16.30 Uhr und 22.30 Uhr – entsprechend hoch ist der Druck, Recherchen abzuschließen und zu texten. Reporter produzieren auf Zeile oder Minute für ein vorher festgelegtes Layout oder einen vorab erstellten Sendeplan. Je später am Tag große Ereignisse passieren, desto höher ist der Druck, der für alle Beteiligten entsteht.

3.4.4 Vertreter der Printmedien

Ein Printteam – also die Vertreter von Zeitungen und Zeitschriften – besteht in der Regel aus zwei Mitgliedern: dem Texter und dem Fotografen. In Akutsituationen – und vor allem nachts – wird der Fotograf der Erste am Unfallort sein. Er hat den größeren Zeitdruck – Inhalte für Texte kann man zur Not auch noch später recherchieren, Fotomotive nicht. Weil die Leser gestern schon im Fernsehen sahen, was heute in der Zeitung steht, sucht der Print-Reporter stets »die Geschichte hinter der Geschichte«. Hintergrundinformationen zählen hier ebenso dazu wie Einzelreportagen oder »am Menschen entlang erzählte Storys«. Bei letztgenannten handelt es sich um Geschichten, in denen – beispielsweise im

Rahmen einer Produktwerbung – eine Person als eine Art »Transportmittel« verwendet wird, um ein Thema flüssiger und realitätsnaher zu präsentieren.

3.4.5 Vertreter von Radiosendern

Vertreter von Radiosendern sind im Alltag häufig die Letzten vor Ort. Die meisten Sender – vor allem die privaten und die Sender in Ballungszentren – arbeiten heute mit so genannten Pool-Lösungen: Ein extern bezahltes Reporterteam bedient mit denselben Inhalten gleich mehrere Sender. Wundern Sie sich also nicht, wenn Sie Ihre Stimme plötzlich auf einem Sender hören, mit dessen Reporter Sie Ihrer Meinung nach gar nicht gesprochen haben. Radio-Beiträge werden pro gesendeter angefangener Minute bezahlt, und so genannte O-Töne kosten extra. Je mehr Originalzitate der Beitrag also enthält, desto mehr verdient der Reporter daran. Oft werden Einsatzleiter in Akutsituationen auch dann zum Interview gebeten, wenn Sie noch gar nichts zur Unfallursache sagen können – allein der Satz »Wir suchen noch nach Hinweisen« bedeutet für manchen Reporter bares Geld.

3.4.6 TV-Vertreter

Auch TV-Vertreter arbeiten mit Pool-Lösungen und vor allem mit privaten Bildagenturen. Nur bei wirklich großen Katastrophen reisen fest angestellte Senderredakteure an – wie zum Beispiel beim Zugunglück von Eschede. Die Alltagsarbeit erledigen die TV-Agenturen, die ihr Material – je nach Wunsch zum fertigen Beitrag geschnitten oder als Rohmaterial – direkt an die Sender verkaufen.

3.4.7 Polizeireporter

Mit diesen speziellen Reportern haben es Rettungsdienstmitarbeiter in der Regel hauptsächlich zu tun. Diese Berichterstatter haben eine hohe Affinität zur Polizei und Feuerwehr – viele von ihnen wären gern selbst zur Polizei gegangen oder sind in der Freiwilligen Feuerwehr tätig. Ihr Ressort sind ausschließlich Verbrechen, Unfälle und Katastrophen, vor allem in der Akutphase. Polizeireporter arbeiten im Schichtdienst, die meisten sind zugleich Texter und Fotograf bzw. Kameramann. Zwar steigt der Anteil an Frauen unter den Polizeireportern, doch sind sie in diesem Bereich immer noch eindeutig in der Minderzahl. Viele nutzen das Polizeiressort als Sprungbrett in andere Positionen, nur ein kleiner Teil von ihnen bleibt viele Jahre lang in diesem Job – dann aber verfügen sie über exzellente Kontakte zu den Behörden. Ausgestattet mit technischem Equipment wie mobilen Scannern, analog zur Feuerwehr getakteten Piepern oder Notebooks zum Entschlüsseln des digitalen Funks, sind Polizeireporter meist nur wenig später als die Helfer vor Ort. Texte und Fotos werden digital erstellt und zum Teil per Notebook direkt vom Unfallort in die Redaktion gesendet. Auch für Reporter – vor allem für Agenturvertreter – zählt jede Minute Vorsprung.

Allen Reportern ist etwas gemein: Ihrem Selbstverständnis nach sind sie Vertreter ihrer Leser oder Zuschauer, haben das Recht auf alle Informationen und sehen ihre Bringschuld im Abliefern möglichst exklusiver Informationen. Sie brauchen bewegte und bewegende Bilder, suchen stets das »Menschelnde« einer Geschichte. Um den Umgang mit ihnen für Helfer so reibungslos und professionell wie möglich zu gestalten, kann man einige Punkte bei Vor-Ort-Einsätzen berücksichtigen, die beiden Seiten die Arbeit erleichtern:

▶ Vor-Ort-Einsatzregeln

1. *Konzentrieren Sie die Medienvertreter am Rande der inneren Absperrung.* Die äußere Absperrung ist in der Regel zu weit weg für Bilder aller Art. Die Aufgabe der Reporter ist es aber – das mag man persönlich finden wie man will –, diese Bilder festzuhalten, und der Polizeireporter wird diesen Job definitiv erledigen. Bevor Sie sich also auch noch über Kameraleute im Gebüsch oder Fotografen auf dem Balkon im Haus gegenüber ärgern müssen, lassen Sie diese nach Ihren Regeln arbeiten. Einzige Ausnahme: Der Unfallort ist kontaminiert, explosionsgefährdet oder Ähnliches – dann ist es jedoch die Aufgabe der Polizei, die Umstehenden in Sicherheit zu bringen und ggf. im Extremfall Platzverweise auszusprechen.
2. *Schaffen Sie Klarheit und bestimmen Sie einen Ansprechpartner.* Grundregel für Ihre Arbeit mit der Presse muss sein: Es spricht immer nur einer. Haben Sie keinen hauptamtlichen Pressesprecher, ist der Einsatzleiter bzw. der Leitende Notarzt am besten für die Aufgabe geeignet, die Presse zu informieren und O-Töne zu geben. Alle Beteiligten wissen, dass dies in der ersten Phase des Unglücks unmöglich ist – dann sind die Reporter sowieso mit der eigentlichen Situation beschäftigt. Es sollte jedoch stets nur einen Ansprechpartner für die Presse vor Ort geben, damit sich zwei oder mehrere – beispielsweise aufgrund eines unterschiedlichen Wissensstands – nicht widersprechen.
3. *Machen Sie einen festen Zeitpunkt und Ort aus*, zu bzw. an dem Sie mit den Medien sprechen und halten Sie ihn auch ein. Der Zeitpunkt sollte etwa eine Stunde nach dem eigentlichen Schadensereignis liegen – so haben die Reporter Zeit genug, um den Anlass festzuhalten, und der Einsatzleiter, um seine Arbeit zu tun und die nötigen ersten Informationen zu sammeln. (Natürlich gilt auch hier die Schweigepflicht gegenüber den Patienten: Informationen, die diese betreffen, sollten allgemein gültig und nicht persönlich zuzuordnen sein.)
4. *Zeigen Sie Mitgefühl.* Was scheinbar selbstverständlich klingt, ist ein Rat aus der Praxis, denn Behördenvertreter verstecken sich gern hinter Fachtermini, wollen professionell erscheinen und denken, menschliche Aussagen könnten diesen Eindruck unterminieren. Für Helfer sind Polytraumata Alltag, für Leser und Zuschauer nicht. »Wir haben hier einen PKL mit zwei EX, einmal VDT und einen PT mit RT-Hub IK.« »Übersetzt« bedeutet dieser Satz: »Wir haben hier einen Einsatz mit einer eingeklemmten Person (PKL = Person klemmt) und zwei Toten (EX) nach einem Verkehrsunfall, bei einem Fahrer besteht Verdacht der Trunkenheit (VDT), ein Patient wird mit einem Polytrauma (PT) mit einem Rettungshubschrauber (RT-Hub) ins Krankenhaus (IK) geflogen.« Ohne eine Erklärung wird der Medienkonsument eine derartige Äußerung nicht verstehen. Noch weniger

erschließt sich ihm die große Diskrepanz zwischen dem Drama, das er gerade sieht, und der scheinbaren Abgeklärtheit von Feuerwehr, Polizei und Notarzt. (Ein Detail hierzu: In Weiterbildungen lernen Helfer, zum Stressabbau Kaugummi zu kauen – nehmen Sie das vor jedem O-Ton auf alle Fälle heraus.)

5. *Vermeiden Sie Spekulationen.* Der erste Satz, den Sie als Ansprechpartner für die Medien lernen sollten, ist: »Ich weiß es zu diesem Zeitpunkt noch nicht.« Der Eindruck, den diese Äußerung hinterlässt, ist nicht halb so negativ, als wenn Sie im Laufe der Katastrophe Ihre Aussage immer wieder ergänzen oder womöglich gar verändern müssen.
6. *Bieten Sie Experten als Gesprächspartner an.* Sie müssen nicht alles wissen – aber Sie müssen wissen, wer etwas zu der erfragten Information weiß. Im Idealfall hat der »Pressesprecher« vor Ort noch einen zweiten Experten für O-Töne: Ein Gespann aus dem Einsatzleiter der Feuerwehr und dem Leitenden Notarzt kann z.B. sowohl Fragen zur Rettung als auch zur ärztlichen Situation beantworten. Vertreter der Medien wird dies freuen – mehr Zitate bedeuten mehr Geld (s.o.).
7. *Haben Sie immer mehr Informationen im Hinterkopf, als Sie äußern.* Oft genug erhält man in Akutsituationen Informationen, die man zunächst nicht in einen großen Kontext einordnen kann. Und berücksichtigen Sie außerdem: Wissen ist Macht. Sind Sie lange genug im Geschäft, kennen Sie die Riege der Reporter und haben gute Kontakte. Eine Extrainformation kann unter Umständen Freundschaften fürs Leben besiegeln.
8. *So stehen Sie bei O-Tönen vor der Kamera richtig*: Stehen Sie auf Augenhöhe mit dem Kameramann. Ist dieser kleiner als Sie, wirken Sie sonst übermäßig groß und »von oben herab«. Ist er größer, wirken Sie klein, und beim Zuschauer entsteht unterbewusst die Frage, ob Sie eine so große Lage überhaupt beherrschen können. Stehen Sie niemals mit dem Rücken zum Unfallort: Ein kurzer Schwenk mit der Kamera und es sieht so aus, als kämpften hinter Ihnen Menschen um ihr Leben und Sie stünden tatenlos daneben.
9. *So sprechen Sie O-Töne*: Fragen Sie zunächst die Reporter bei ausgeschalteter Kamera, was diese Sie fragen werden – das verschafft Ihnen zur Not genug Zeit, sich noch fehlende Informationen zu beschaffen. Sollten Sie während der Aufnahme merken, dass Sie sich um Kopf und Kragen reden, verhaspeln Sie sich einfach. Das Statement wird dann so nicht gesendet und herausgeschnitten. Bedenken Sie stets: Ihre Zitate landen im Archiv und können bei nächster Gelegenheit sofort wieder abgerufen werden. Sprechen Sie in kurzen Sätzen – das erleichtert dem Schnitt die Bearbeitung. Legen Sie die wichtigen Information immer in die erste Satzhälfte, und halten Sie bei langen Sätzen die Stimmlage in der Mitte des Satzes oben, damit dieser nach einem Schnitt gegebenenfalls noch immer als unvollständig erkannt werden kann.

Für alle diese Hinweise gilt: Übung macht den Meister. Setzen Sie ein Pressetraining auf das Programm ihrer nächsten Teamsitzung. Holen Sie sich externe Hilfe. Und nutzen Sie das in der Öffentlichkeit – und somit auch bei Reportern – bestehende positive Image der Helfer.

Weitere Informationen sind im Internet zu finden unter www.presserecht.de, www.presserat.de und bei www.google.de (»Recht am eigenen Bild«).

4 Kommunikation in besonderen Situationen

4.1 Kommunikation mit Angehörigen

M. Bastigkeit

In Kapitel 3 haben Sie erfahren, wie Sie sinnvoll mit kollegialen Kommunikationspartnern umgehen. Jetzt steht der Patient im Mittelpunkt der Betrachtung. Es ist sicher unethisch und politisch nicht korrekt, wenn in Bezug auf die im Folgenden thematisierten Patientengruppen von »schwierigen« Patienten gesprochen wird. Jeder Patient, der anders ist, als es der Norm entspricht, sollte vielmehr als eine positive Herausforderung betrachtet werden. Die Kommunikation mit Ängstlichen, Verwirrten, Seh- oder Hörgeschädigten und anderen Gruppen verlangt dem Rettungsteam das ganze Können ab. Immer wenn wir nicht wie gewohnt mit all unseren Sinnen kommunizieren oder alle Sinne des Empfängers ansprechen können, bedarf dies einer besonderen Aufmerksamkeit unserem Kommunikationsverhalten gegenüber.

Genauso wenig wie es *den* Patienten gibt, gibt es *den* Angehörigen. Es ist nicht möglich, einen Verhaltenskodex mit allgemeiner Gültigkeit aufzustellen. Dafür sind sowohl die betroffenen Menschen als auch die Situationen zu unterschiedlich. Eines aber haben alle Angehörigen von Notfallpatienten gemeinsam: Für sie ist eine Ausnahmesituation eingetreten, die sie in Angst oder gar Panik versetzen kann. Diesen Sachverhalt muss sich das Rettungsteam täglich neu bewusst machen, da die eigene Tätigkeit meist längst zur Routine geworden ist. Oft ist für den Patienten oder Angehörigen nach dem »Routineeinsatz« nichts wie vorher, das Team aber geht und lässt ihn nicht selten verängstigt und verunsichert zurück. Der Angehörige nimmt die Situation ganz anders wahr als das Rettungsteam oder der Patient. Der Stress verändert seine Wahrnehmung. Er wird sensibler für verbale und nonverbale Botschaften des Rettungsteams und kann diese fehlinterpretieren: Das – für Sie als Rettungsassistenten beruhigende – Kauen eines Kaugummis wird als Desinteresse gedeutet, der Blick auf die Uhr als Zeitnot und ein tiefes Atmen durch die Nase als Ratlosigkeit interpretiert. Kontrollieren Sie in solchen Situationen Mimik und Gestik besonders.

Jeder Angehörige hat andere Bedürfnisse und bedarf einer individuellen Behandlung: Familienmitglieder eine Suizidenten benötigen eine andere Betreuung als die Eltern eines am plötzlichen Kindstod verstorbenen Kindes, Angehörige eines sterbenden Menschen nach einem Unfall werden andere Reaktionen aufzeigen als die Personen, die einem nach langer, chronischer Krankheit sterbenden Menschen nahe stehen. Den Familienmitgliedern eines Verstorbenen muss anders begegnet werden als den Angehörigen eines Patienten, der reanimiert wird.

Das Verhalten von Angehörigen kann höchst unterschiedlich sein. Einige werden bei der notfallmedizinischen Versorgung ihres Partners, Kindes oder Freundes stumm vor Entsetzen zuschauen, andere weinen oder schreien. Befremdlich kann es auf das Rettungsteam wirken, wenn es zu so genannten Übersprungshandlungen kommt, wenn etwa die Frau eines Mannes, der gerade reanimiert wird, damit anfängt, Kuchen zu backen oder dem Rettungsteam Getränke anzubieten.

4.1.1 Umgang mit trauernden Angehörigen

Obwohl jeder seine persönliche Art hat, Trauer zu empfinden oder auszudrücken, kann man Gemeinsamkeiten feststellen und Trauerreaktionen in unterschiedliche Phasen einteilen, die im Folgenden aufgeführt werden.

▶ *Schock*
Der Schock tritt direkt nach der Todesnachricht auf und ist verbunden mit Gefühlen der Betäubung und Lähmung.

▶ *Kontrollierte Phase*
Hierbei handelt es sich um die Phase, in der die Hinterbliebenen einer starken gesellschaftlichen Kontrolle unterliegen. Sie müssen Verwandte, Freunde und viele verschiedene Behörden verständigen, Anzeigen aufgeben und schließlich die Beerdigung planen. Diese Aktivitäten wirken wie ein Puffer, der ihnen dabei hilft, die erste Zeit zu überstehen. Die Beerdigung ist der Abschluss dieser Phase. Verwandte und Freunde nehmen gemeinsam Abschied, geben Nähe und Geborgenheit. Der Leichenschmaus gehört zu unseren letzten Ritualen im Bereich der Trauer. Er symbolisiert die gemeinsame Erlaubnis, sich wieder dem Leben zuzuwenden.

▶ *Regressive Phase*
Die regressive Phase beginnt nach Abschluss der Beerdigung. Den Hinterbliebenen wird allmählich bewusst, was geschehen ist, und sie reagieren oft mit kindlichen Verhaltensmustern wie Trotz und Nicht-wahrhaben-Wollen. Viele versuchen, ihren Alltag so zu erhalten wie bisher. Sie kaufen für die bisherige Personenzahl ein, berücksichtigen die verstorbene Person beim Decken des Tisches und haben häufig visuelle, akustische und sogar haptische Halluzinationen. Viele sind verunsichert, ob sie nun »verrückt« werden.

▶ *Adaptive Phase*
Nun beginnen die Hinterbliebenen, sich in ihrer Rolle – z.B. als Witwer oder Witwe – neu zu definieren. Als besonders schwierig erleben dies Menschen, die ein Kind verloren haben. Wie sollen sie zum Beispiel auf die Frage antworten: »Wie viele Kinder haben Sie?« Geprägt ist diese Phase durch die Wiedereingliederung in ein neues Leben. In helfenden Gesprächen über die Tätigkeit des Rettungsteams hinaus ist das Wissen um diese Phasen wichtig, um den Patienten immer wieder eine Rückmeldung über die Normalität ihres Handelns geben zu können.

Die Sterbeforscherin Elisabeth Kübler-Ross hat die Phasen der Trauer wie folgt definiert:

- Leugnen,
- Wut,
- Feilschen und Verhandeln,
- Depression und Annahme.

Andere Autoren beziehen noch die Phasen der Desorganisation, der Schuldgefühle und der Angst mit ein.

▶ *Leugnen*

Bezeichnend für die Phase des Leugnens sind Schockgefühle, Unglaube, Starre und Betäubung. Typisch sind Äußerungen wie »Nicht ich, das kann unmöglich mir passieren.« Das Leugnen schützt den Trauernden vorübergehend, bis er soweit ist, sich dem Verlust zu stellen. Auf der einen Ebene weiß er, dass eine ihm nahe stehende Person verstorben ist, auf der anderen Ebene ist er aber noch nicht bereit, dies zu akzeptieren. Man sollte nicht versuchen, diese Phase allzu schnell hinter sich zu bringen. Leugnen ist ein natürliches Phänomen. Trauernde lassen das Leugnen ganz von selbst, wenn sie soweit sind. Falls dies selbst nach einigen Wochen nicht der Fall ist, sollte ein Berater zu Hilfe gezogen werden.

▶ *Wut*

Fragen, die sich Trauernde meist mit großer Wut stellen, sind beispielsweise: »Warum ausgerechnet ich?«, »Warum ich?«, »Warum mein Mann/meine Frau/mein Kind?« Vorwürfe an Ärzte sind ebenfalls sehr häufig. Je nach Todesart – Flugzeugabsturz, Attentat, Krankheit, Krieg – richtet sich diese Wut auch auf Gott oder auf Dritte. Wutgefühle können den Hinterbliebenen helfen, sich von den Schmerzen zu erholen. Die Wut zu unterdrücken kann zu Depressionen und Feindseligkeiten führen. Trauernde sollten sich deshalb bemühen, ihre Wut auf gesunde Weise zu äußern, indem sie beispielsweise darüber reden, Tagebuch schreiben, auf ein Kissen einschlagen oder die Wut in Bewegungsenergie durch Spaziergänge oder andere sportliche Aktivitäten umsetzen. In und nach der Phase der Wut können sich Schuldgefühle einstellen: »Warum habe ich nicht ...?« oder »Hätte ich doch nur ...« sind quälende Fragen und Selbstvorwürfe, die nach dem Verlust einer Person oft in den Vordergrund treten. Hinter dem »Nicht-annehmen-Können« des Todes steckt unter anderem meist auch der Wunsch, noch einmal eine Chance mit dem geliebten Menschen zu bekommen. Manchmal ist es leichter, sich selbst Vorwürfe zu machen, als zu akzeptieren, dass der Tod ein Teil des Lebens ist. In speziellen Fällen, z.B. bei einem Autounfall, kann es natürlich tatsächlich so sein, dass ein Hinterbliebener Schuld am Tod eines geliebten Menschen hat. Es kann unter solchen Umständen sehr lange dauern, bis der Betroffene mit sich selber Frieden schließen kann.

Nachdem eine erste Verarbeitung des Verlustes möglich war, bricht meist eine große Flut von Gefühlen auf die Hinterbliebenen herein: Angst, Widerwille, Zweifel, Erleichterung, Wut und Traurigkeit.

▶ *Feilschen und Verhandeln*

Es kommt vor, dass Trauernde darum beten, dass der Verstorbene nicht wirklich gestorben ist. Sie sehnen sich so sehr nach dem geliebten Menschen, dass sie darum bitten, er möge zu ihnen zurückkommen. Auch wenn es irrational erscheint, über das Zurückkehren eines Verstorbenen verhandeln zu wollen, kann dies ein normaler Bestandteil des Heilungsprozesses sein.

▶ *Depression*

Trauernde können durch die anscheinend hoffnungslose Situation des Verlustes in ein tiefes »psychisches Loch« – eine Depression – fallen. Sie äußert sich meist in Form von Hoffnungslosigkeit, Trägheit, Apathie, Isolation und Traurigkeit und Gedanken wie beispielsweise »Das Spiel ist aus ... .« Vielfach fehlt den Trauernden selbst für Aktivitäten, die ihnen zuvor Freude gemacht haben, jegliches Interesse. Eine Trauerdepression ist, auch wenn es vielleicht nicht so aussieht, vorübergehender Natur. Die Dauer solcher Depressionen ist von Person zu Person verschieden. Es ist durchaus normal, dass die Betroffenen sich monatelang depressiv und niedergeschlagen fühlen. Auch Angst ist ein normaler Bestandteil des Trauerprozesses. Der Tod hat eine so allüberragende Position im Bewusstsein des Trauernden eingenommen, dass alle Gefahren der Welt über ihn hereinzubrechen scheinen. Es kann zur Besessenheit werden, dass der Trauernde nur noch sieht und hört, auf welche Weise Menschen sterben können. Trauernde Menschen können vorübergehend außerstande sein, zwischen realistischen und unrealistischen Ängsten zu unterscheiden. Sie können Angst haben, sich die gleiche Krankheit zuzuziehen, an der ihre Lieben gestorben sind. Oder sie haben Angst, in ein Auto zu steigen oder eine Fähre zu betreten, weil ihre Angehörigen hierbei durch einen Unfall ums Leben kamen. Es gibt natürlich auch realistische Ängste, wie etwa die Angst vor einer Erbkrankeit, vor Krebserkrankungen, AIDS o.Ä. Für Personen, die sich von ihrer Angst überwältigt fühlen, kann es hilfreich und ratsam sein, mit anderen Trauernden, Trauerberatern oder religiösen Beratern zu sprechen.

▶ *Annahme*

Nach großer Verzweiflung und vielen Kämpfen akzeptieren Trauernde schließlich die Realität des Todes eines geliebten Menschen, so dass der Heilungsprozess beginnen kann. Ein Gedanke wie beispielsweise »Es ist gut so« kann zugelassen werden. Es eröffnen sich endlich neue Möglichkeiten – man sieht Licht am Ende des Tunnels. Das Leben sieht nicht mehr so düster aus, es gibt neue Hoffnung. Die Hinterbliebenen finden wieder Interesse am Leben, können wieder lachen und ihre Freunde und Familie wieder mehr genießen. Sie können an den geliebten Verstorbenen denken, ohne von Traurigkeit überwältigt zu werden, und sie haben sogar das Gefühl, durch den Verlust etwas gelernt zu haben.

4.1.2 Einbeziehung oder Isolation von Angehörigen

Für das Rettungsteam kann es sehr belastend sein, wenn Angehörige bei medizinischen Maßnahmen anwesend sind. Häufig geäußerte Befürchtungen von Rettungsteams in Bezug auf derartige Situationen sind:

- »Wir fühlen uns von ihnen beobachtet.«
- »Wir fühlen uns von ihnen kontrolliert.«
- »Wir haben Angst, als faul zu gelten, wenn wir von ihnen Mitarbeit erwarten.«

Angehörige haben das moralische Recht, in jeder Situation anwesend zu sein. Niemand möchte sich aus dem Raum schicken lassen, wenn sein Partner, sein Elternteil oder sein Kind medizinisch betreut wird. Für die Anwesenheit der dem Patienten nahe stehenden Personen spricht auch, dass das, was der Angehörige hört oder erahnt, in seiner Vorstellung meist schlimmer ist als das, was er tatsächlich miterleben kann. Häufig hat die Anwesenheit der Angehörigen demnach auf sie eine beruhigende Wirkung. Sie haben das

Gefühl, in die Situation eingreifen und sie kontrollieren zu können. Außerdem können sie die Maßnahmen des Rettungsteams unterstützen und psychologische Betreuung leisten. Auch für den Patienten ist es meist hilfreich, wenn eine ihm vertraute Person Trost spendet. Auch wenn die Angehörigen medizinisch vorgebildet sind, sollten sie keine invasiven oder lebensrettenden Maßnahmen übernehmen. Zu groß wäre das Schuldgefühl, wenn beispielsweise eine Reanimation negativ ausgeht. Gegen die Anwesenheit spricht neben der Belastung des Rettungsteams die Möglichkeit, dass Angehörige die Maßnahmen direkt oder indirekt behindern können. Bei invasiven Maßnahmen des Rettungsteams oder bei Verletzungen des Patienten, beispielsweise während einer Reanimation oder Intubation, kann das Geschehen für den Angehörigen traumatisierend wirken.

Es ist durchaus denkbar, dass sich im Rahmen medizinischer und gesellschaftlicher Fortschritte und Veränderungen auch im Hinblick auf die Anwesenheit und möglicherweise sogar im Hinblick auf die aktive Teilnahme medizinisch vorgebildeter Angehöriger an Reanimationsmaßnahmen in der Zukunft Umgestaltungen ergeben werden. Ähnliche Neuerungen haben bereits stattgefunden: Bis vor gar nicht so langer Zeit war eine Herz-Lungen-Wiederbelebung nur einem medizinischen Fachmann erlaubt, Väter durften nicht bei der Geburt ihres Kindes dabei sein, und Sanitäter durften nicht defibrillieren .

4.1.3 Grundlegende Verhaltensvorschläge für den Umgang mit Angehörigen

- Das Rettungsteam sollte sich Angehörigen vorstellen.
- Das Rettungsteam sollte die Angehörigen über den Ablauf der Rettungsmaßnahmen grob informieren.
- Finden die Rettungsmaßnahmen in der Wohnung des Patienten statt, sollte man nie vergessen, dass man dort Gast ist.
- Bei einem kritischen Zustand des Patienten sollten die Angehörigen alle 15 Minuten informiert werden
- Für die Angehörigen sollten andere vertraute Menschen, ein Kriseninterventionsteam (KIT) oder ein Geistlicher gerufen werden.

Im Falle eines Todes:

- Fragen Sie nicht, ob Sie einen Seelsorger rufen sollen, tun Sie es! Es könnte sonst der Anschein erweckt werden, dass das Bemühen um einen Seelsorger einen zu großen Aufwand darstellt (»Wer fragt, gibt nicht gern.«) Ist ein Seelsorger nicht erwünscht, kann der Angehörige seine Anwesenheit immer noch ablehnen.
- Der Tod sollte persönlich mitgeteilt werden.
- Vermeiden Sie Sätze wie »Er ist eingeschlafen.« Das ist missverständlich und kann falsche Hoffnungen erwecken
- Vermeiden Sie das Wort »Leiche«. Der Tote hat einen Namen!
- Angehörige sollten die Gelegenheit bekommen, vom Toten Abschied zu nehmen, ermutigen Sie sie dazu, Sie unterstützen damit massiv die Trauerarbeit.
- Geben Sie den Angehörigen zu verstehen, dass sie ihren Gefühlen freien Lauf lassen können.

- Scheuen Sie nicht dezenten, tröstenden Körperkontakt.
- Vermeiden Sie Floskeln wie »Er war ja auch schon alt.« oder »Herzliches Beileid.« Äußern Sie stattdessen einen Wunsch: »Ich wünsche Ihnen für die nächste Zeit viel Kraft!«

Der Umgang mit Angehörigen stellt eine besondere Herausforderung an die empathischen, psychologischen und kommunikativen Fähigkeiten des Rettungsteams. Falls Sie unsicher sind: Fragen Sie sich, wie Sie als Angehöriger in der betreffenden Situation sich den Umgang mit Ihnen wünschen würden. Betrachten Sie sich dabei als Mensch und nicht als Mediziner!

4.2 Kommunikation mit Kindern

Kinder sind keine kleinen Erwachsenen! Dies gilt sowohl bei der medizinischen Therapie als auch bei der Kommunikation. Selbst die Kommunikation mit einem nicht kranken Kind kann unter Umständen schwierig verlaufen. Wer schon mal probiert hat, einem Kleinkind die Bedeutung des Wortes »Nein« – in Verbindung mit dem gewünschten Verhalten – beizubringen, weiß, wovon die Rede ist. Kinder handeln nicht nach unseren Regeln, sie haben eigene. Besonders dann, wenn sie verängstigt sind und Schmerzen haben, ist es teilweise unmöglich, ein Gespräch nach den üblichen Regeln zu führen. Nicht selten wird dadurch die Behandlung bei einem Notfall massiv gestört oder gar unmöglich.

4.2.1 Abschätzung des Kindesalters

Anhand von gewissen Merkmalen ist es möglich, das ungefähre Alter eines Kindes abzuschätzen:

Tab. 12 ▶ Abschätzung des Kindesalters

Merkmal	ungefähres Alter
Lächeln	6 Wochen
Kopfheben in Bauchlage	2 Monate
Verfolgen mit den Augen	3 Monate
Greifversuche	4 Monate
Fremdeln	5 Monate
Sitzen	6 Monate
Stehen	9 Monate
Gehen	12 Monate
Säugling ohne Zähne	jünger als 6 – 8 Monate
Säugling mit offener Fontanelle	jünger als 18 – 24 Monate
Kind mit Windeln	jünger als 4 Jahre
Kind mit Zahnlücken vorne	etwa 7 Jahre

4.2.2 Schmerzempfinden bei Kindern

»Aua, mein Bauch tut so weh«: Wenn ein kleines Kind Schmerzen hat, ist fast alles anders als bei einem Erwachsenen: die Schmerzempfindung, die Lokalisation, die Schmerzqualität, die Pharmakotherapie. Je nach Altersstufe ist das Nervensystem des Kindes noch nicht vollständig ausgebildet. Die Korperwahrnehmung und die sprachlichen Möglichkeiten sind ebenfalls noch nicht voll entwickelt. Erwachsene verstehen oftmals nicht, was ihnen ihr Kind mitteilen möchte, wenn es unter Schmerzen leidet. Wenn beispielsweise ein Säugling lange und ausdauernd schreit, sich häufiger an das Ohr fasst oder nicht trinken will, so kann das seine Art sein, Schmerz auszudrücken. Selbst wenn ein Kleinkind Halsschmerzen hat, wird es zumeist nicht auf den Hals als Quelle seines Leidens deuten. Häufig werden Schmerzen vielerlei Art von Kindern auf den Bauch projiziert. Zwar können Kleinkinder in der Regel auf Nachfrage Schmerz und Ort des Schmerzes beschreiben, ihre objektive Darstellung entspricht aber noch nicht der Wahrnehmung eines Erwachsenen. Die Schmerzinterpretation von Kindern stimmt erst ab einem Alter von 12 Jahren mit der eines erwachsenen Menschen überein, das Schmerzgedächtnis allerdings ist bei ihnen allerdings vermutlich sogar besser: Kleine Jungen können sich noch lange Zeit an eine Beschneidung ohne Betäubung, kleine Mädchen an den Pieks einer Impfung erinnern. Auch Säuglinge nehmen Schmerzen wahr und reagieren entsprechend. Aus diesem Grund sollte auch im Säuglingsalter bei kleinen Eingriffen eine örtliche Betäubung vorgenommen werden. Spezielle Pflaster mit Lokalanästhetika werden von den kleinen Patienten sehr gut toleriert.

Tipps für die Kommunikation mit Kindern

- Begeben Sie sich nach Möglichkeit auf die Augenhöhe des Kindes.
- Belassen Sie Kleinkinder bei der Untersuchung möglichst auf dem Arm eines Elternteils oder einer Bezugsperson. Lediglich wenn die Eltern sehr aufgeregt sind und den Handlungsablauf stören, sollte eine räumliche Trennung versucht werden.
- Lenken Sie das Kind ab, indem Sie ihm etwas zum Spielen geben.
- Auch beim Transport sollte das Lieblingsspielzeug nicht fehlen. Dem Teddy ist gegenüber der Autorennbahn der Vorzug zu geben.
- Nehmen Sie Untersuchungen am Kopf oder schmerzhafte Tätigkeiten zuletzt vor.
- Lügen Sie das Kind nicht an. Wenn Sie einmal versprechen »Das tut nicht weh« und das Kind empfindet dennoch Schmerzen, haben Sie sein Vertrauen verspielt.
- Manchmal kann es helfen, wenn Sie Maßnahmen vorher erst am Teddy des Kindes vornehmen und erklären.

4.3 Kommunikation mit alten Patienten

»Ein alter Patient ist nicht einfach nur ein gealterter Erwachsener.«

Diesen Satz haben Sie sicherlich schon öfter von Geriatern im Zusammenhang mit therapeutischen Maßnahmen gehört. Er gilt aber auch für die Kommunikation! Es reicht nicht, nur lauter und langsamer zu sprechen. Alte Menschen nehmen ihre Umwelt anders wahr als junge, sie haben eine andere Dimension der Wirklichkeit und sind oft ängstlich. Um die aktive Mitarbeit der Patienten – die so genannte Compliance – zu fördern, muss auf diese Bedürfnisse gezielt eingegangen werden.

Mit steigender Lebenserwartung der Menschen wächst die Zahl der alten und multimorbiden Patienten. Um mit einem geriatrischen Patienten ein effektives Gespräch zu führen, sollte sich das Rettungsteam fragen, was der Betroffene vom ihm erwartet. Was bedeuten für den alten Menschen Krankheit und Tod? Dominiert dieses Thema die Therapie und das Therapiegespräch? Es wäre falsch, einfach über derartige Fragestellungen hinwegzugehen.

4.3.1 Der alte, mobile Patient

So wie es *das* Kind, *den* Jugendlichen oder *den* Erwachsenen nicht gibt, so gibt es auch nicht *den* alten Menschen bzw. *den* alten Patienten. Werfen Sie Klischees und Vorurteile über Bord. Der »moderne Alte« geht ins Theater, reist um die Welt und geht mit seinen gesundheitlichen Handicaps oft selbstverständlich und gelassen um. Dennoch rücken Krankheit und Tod für ihn nicht nur gedanklich, sondern tatsächlich näher. Dies kann dazu führen, dass für den Betroffenen seine Krankheit zum Mittelpunkt seines Lebens wird und er die Therapie des Arztes mit Zuwendung gleichsetzt. Mit diesen alten Menschen werden Sie im Hinblick auf die Kommunikation keine Probleme haben. Wenn Sie allerdings in die Fallgrube der Pseudomorbidität stolpern, ist eine Störung der kommunikativen Beziehung zum Patienten jedoch vorprogrammiert. Pseudo- und Multimorbidität stellen in besonders hohem Maße eine Verführung zu Überdiagnostik und Übertherapie dar. Den besten Schutz davor bietet das aktive Zuhören. Dem Betroffenen ist oftmals gar nicht bewusst, dass er eine Krankheit vorschiebt oder echte Symptome aufbläht. Zielsetzung ist es dann, dem Patienten diese Ursache im Gespräch bewusst zu machen oder zumindest anzusprechen. Dies kann bei der Bewältigung altersspezifischer Ängste vor chronischer Krankheit, Hilflosigkeit, Ausgeliefertsein und Sterben helfen.

4.3.2 Der alte, gebrechliche Patient

Den extremen Gegensatz zum alten, mobilen Patienten bildet der alte Mensch, der seine Befunde, Gebrechen und Krankheiten anscheinend nicht mehr ernst nimmt. So äußerte beispielsweise der Maler Renoir, der mit 60 Jahren – ein Alter, das für damalige Verhältnisse bereits sehr weit fortgeschritten war – halbseitig gelähmt war: »Man braucht keine Hand zum Malen.« Eine Therapieverweigerung liegt nicht immer in einer Resignation – im Sinne von »Mir kann sowieso keiner mehr helfen« – begründet, sie kann auch Ausdruck der Angst des Patienten vor Krankenhaus, Schmerzen etc. sein, was der Arzt respektieren muss. Bevor Sie lange auf den Betroffenen einreden und ihm erklären, wie wichtig die Therapie ist, stellen Sie die wichtigste Frage bei Noncompliance: Warum möchten Sie nicht behandelt werden? Nur wenn Sie die Gründe genau kennen, können Sie sie argumentativ bekämpfen. Scheuen Sie sich nicht, dieses »Warum« mehrere Male hintereinander zu fragen. Durch dieses nervige Procedere wird oftmals der störrischste Patient dazu bewegt, seine verdeckten Ängste zu offenbaren. Ein wichtiges Grundprinzip des Umgangs mit alten Menschen lautet: Grenzen erkennen und Grenzen respektieren.

Beispiel:
Sie diagnostizieren bei einem 82-jährigen Patienten einen Herzinfarkt. Der Patient ist hinsichtlich Zeit, Ort und Person orientiert und verweigert die Mitfahrt in die Klinik. »Nein, ich will nicht mit ins Krankenhaus« ist seine feste Überzeugung.

Was könnten Sie darauf erwidern? Bietet eine der folgenden Aussagen eine Möglichkeit, auf die Situation adäquat zu reagieren?

- »Sie müssen aber, sonst sterben Sie!«
- »Wenn Sie nicht mitkommen, müssen Sie den Transport bezahlen!«
- »Aber nur auf Ihre eigene Verantwortung, das müssen Sie mir dann unterschreiben!«

Mit keiner dieser Aussagen haben Sie gegen »Ihren Gegner« (die Verweigerung, nicht der Patient!) gekämpft, denn Sie kannten Ihn ja noch gar nicht richtig. Es gibt unzählige Gründe, warum alte (aber auch junge) Menschen nicht ins Krankenhaus möchten. Diese Gründe müssen für Sie nicht rational und nachvollziehbar sein, es reicht, wenn sie es für den Sender der Botschaft sind. Beispiele für derartige Gründe finden sich in den folgenden Gedankengängen wieder:

- Was wird aus meinen Blumen?
- Die sehen dann ja, dass ich ein Gebiss habe.
- Meine Unterwäsche ist bestimmt nicht sauber.
- Wer füttert meine Katze?
- Da komme ich bestimmt nicht lebend raus.
- In dem Krankenhaus ist auch meine Frau gestorben.
- Aber ich muss zur Sitzung des Taubenzüchtervereins.

Die Liste ließe sich beliebig verlängern. Jeder dieser Gründe reicht aus der Sicht des »Verweigerers« dafür aus, eine Klinikeinweisung abzulehnen. Nur wenn Sie den Grund kennen, können Sie ihn entkräften und Hilfen aufzeigen. Zeigen Sie dem Patienten die möglichen Folgen seiner Entscheidung auf und bieten Sie Lösungswege an. Wenn Sie mit dem Wort »müssen« argumentieren, wird er sich Ihnen verschließen. Sie befinden sich dann auf der rationalen Ebene, während der Patient auf der emotionalen Ebene argumentiert: So kommen Sie nie zusammen und reden aneinander vorbei. Begeben Sie sich stattdessen ebenfalls auf die emotionale Ebene: »Es wird sich bestimmt jemand finden, der Ihre Katze füttert, und wenn Sie aus der Klinik zurückkommen, freut sie sich auf ein gesundes Herrchen.«

4.3.3 Die Angst vor dem Krankenhaus

Viele alte Menschen haben Angst davor, sehr lange in der Klinik zu bleiben oder sogar dort zu sterben. Wenn keinerlei Argumentation mehr Wirkung zeigt, wenden Sie einen kleinen Trick an: Sprechen Sie nicht von Krankenhaus oder Klinik und schon gar nicht von Einlieferung. Damit wird automatisch ein langer Aufenthalt assoziiert. Außerdem ist die Formulierung unschön, denn schließlich werden Päckchen geliefert und nicht Menschen. Sagen Sie stattdessen, dass Sie den Patienten mit in die Aufnahme nehmen möchten, damit er dort noch gründlicher untersucht werden kann. Wenn es sein Wunsch ist, kann er die Aufnahme jederzeit verlassen und muss nicht dort bleiben. Rechtlich gesehen ist dies richtig. Wenn ein längerer Aufenthalt aber notwendig ist, wird in der Klinik mehr Zeit und mehr Personal zur Verfügung stehen, um den Patienten davon zu überzeugen, zu bleiben.

Schwerhörigkeit, Immobilität, Sehbeeinträchtigung, mangelnde Hautsensibilität und Gedächtnisstörungen sind alterstypische Barrieren, die die Diagnose und den Zugang zum Patienten erschweren. Manchmal ist es jedoch gar nicht der alte Patient selbst, der dem Arzt das Leben schwer macht. Sie kennen bestimmt die ausnehmend protektionistische Tochter oder den überbesorgten Sohn. Angehörige können überkritisch, misstrauisch und fordernd sein.

Eine besondere Herausforderung stellt die Kommunikation mit Schwerhörigen dar. Wenn Sie zu leise reden, werden Sie nicht verstanden, sprechen Sie zu laut, denkt der Patient, Sie seien verärgert. Außerdem ist ein gebrülltes Gespräch sehr anstrengend. Nutzen Sie eventuell das Stethoskop als Sprachverstärker.

Tipps für die Kommunikation mit betagten Patienten

- Die Lebensgeschichte des alten Menschen ist ein wesentlicher Schlüssel zum Verständnis seines Krankheitserlebnisses.
- Im Alter gelten besondere diagnostische und therapeutische Grenzen.
- Wichtiger als eine laute ist eine deutliche und langsame Ansprache des Patienten.
- Der alte Mensch sollte nach Möglichkeit immer die gleiche Bezugsperson haben.
- Unterscheiden Sie Pseudomorbidität von Lebensangst.
- Verfallen Sie nicht in eine Sprache, die dem Patienten vermittelt, dass sie ihn nicht ernst nehmen und ihn eventuell sogar als infantil einstufen (»Wie geht's uns denn heute?«)
- Halten Sie dem alten Menschen nicht seine Gedächtnisprobleme vor (»Das habe ich Ihnen nun schon so oft gesagt!«)
- Mehr Gespräche, weniger Medikamente!

4.4 Kommunikation mit Patienten anderer Kulturen

M. Payer

Beispiel:
Ein verunglücktes Kind weint, man streichelt tröstend über seinen Kopf und wundert sich über die Aufregung der asiatischen Eltern. Diese haben Angst, dass durch die Berührung die Geister im Kopf des Kindes beunruhigt werden.

In diesem Kapitel geht es darum, Sensibilität gegenüber Menschen anderer Kulturen zu entwickeln, die bei uns auf Dauer oder vorübergehend leben. Man sollte sich dabei auch der Tatsache bewusst sein, dass es in Deutschland beispielsweise auch auf Grund von religiöser Herkunft unterschiedliche Kulturen gibt (z.B. kann es Unterschiede zwischen einem norddeutschen Protestanten und einem bayerischen Katholiken geben). In jedem Fall wird Sensibilität als eine der Bedingungen für eine erfolgreiche Kommunikation erwartet.

Unter Zugewanderten werden in diesem Kontext folgende Personengruppen verstanden:

1. ehemalige Gastarbeiter und ihre Kinder der zweiten und dritten Generation, die weitgehend noch in ihrer mitgebrachten Kultur leben und vor allem ihre religiösen Anschauungen beibehalten haben,
2. Deutsche, die in einem anderen Kulturraum geboren und aufgewachsen sind, sich in Deutschland integrieren müssen, aber erhebliche Sprachprobleme haben,
3. Flüchtlinge und Asylanten, die aus unterschiedlichsten Kulturkreisen kommen,
4. ausländische Studierende, Geschäftsleute und Touristen.

Bevor man sich mit dem Anderen, dem Fremden, auseinandersetzt, sollte man sich seiner eigenen Kultur und ihrer Besonderheiten bewusst werden: Aussagen und/oder Handlungen, die man als selbstverständlich ansieht, können in einer anderen Kultur zu Missverständnissen und Beleidigungen führen, die unter Umständen eine Behandlung des Patienten erschweren oder unmöglich machen. Je nach Herkunft und vor allem nach der Religion des Patienten gilt es unterschiedliche Dinge zu beachten. Daraus entstehen zwei Aufgaben:

1. Man muss sich bewusst machen, dass selbstverständliche Elemente der einheimischen Kultur in anderen Kulturen nicht unbedingt als selbstverständlich angesehen werden.
2. Man muss lernen, was im Umgang mit einer fremden Bevölkerungsgruppe zu beachten ist.

Auch wenn jedes Individuum einer Bevölkerungsgruppe anders reagiert, kann man es wagen, etwas über das durchschnittliche Verhalten einer Gruppe auszusagen. Im Gespräch selbst wird man dann erkennen, inwieweit der einzelne Zugewanderte integriert ist und man vielleicht bestimmte Rücksichtnahmen unterlassen kann. Wichtig ist es, im Erstkontakt keine Fehler zu machen.

Im Folgenden werden zunächst allgemeine Probleme aufgegriffen und danach auf die Kommunikation mit Zugewanderten aus muslimischen Ländern eingegangen. Es werden zudem Aussagen zu nichtmuslimischen Zugewanderten aus Mittelmeerländern, aus Afrika, Asien und Latcinamerika getroffen. Obwohl Jehovas Zeugen keine Zugewanderten sind, wird ihnen ein besonderer Abschnitt gewidmet, da ihre Kultur in wesentlichen Punkten von der bei uns vorherrschenden Kultur abweicht und dem Rettungsdienst mitunter große Probleme bereitet.

4.4.1 Allgemeine Probleme

▶ *Sprachprobleme*

Abgesehen von den Fällen, in denen die Patienten bewusstlos sind und kein Familienmitglied oder Vertrauter in der Nähe ist und das Rettungsteam daher auf Grund von Gegebenheiten wie beispielsweise der Pulsfrequenz bzw. unter Beachtung der vom Patienten mitgeführten Medikamente seine Diagnose stellen muss, hat der Rettungsdienst es mit Patienten zu tun,

- die weitgehend integriert sind, also deutsch oder auch englisch gut sprechen und verstehen. Hier könnten Tabus vorhanden sein, über die man in der Herkunftskultur nicht spricht (z.B. bezüglich des Intimbereichs).
- die deutsch »radebrechen«, wobei Männer aus traditionellen Kulturen oft besser deutsch sprechen als ihre Frauen, da diese zu Hause bleiben müssen und dadurch keine Kontakte zu Deutschsprachigen haben. Man muss damit rechnen, dass Notfallmeldungen bei Kindern erst am Abend eingehen, da die Mütter warten, bis der deutschsprachige Vater von der Arbeit nach Hause kommt.
- die weder deutsch noch englisch sprechen und fast nichts verstehen. Hier wird man mit Zeichen, Gesichtsausdruck usw. versuchen, Kontakt aufzunehmen. Bei Notfällen im Haus kann vielleicht ein sonstiges Familienmitglied – häufig ein Kind – übersetzen. Nach Möglichkeit sollte man den Patienten bestimmen lassen, wen er als Dolmetscher haben möchte, wobei letztgenannter bei der Bestimmung nicht dabei sein darf, da der Patient sonst nicht frei wählen kann (s. u.).
- am schwierigsten ist die Sprachbarriere zu überspringen, wenn ein Suizidversuch vorliegt. Erfahrungsgemäß ist eine therapeutische Behandlung in einer anderen Sprache als der Muttersprache fast nicht durchführbar. Der Notfallarzt wird hier auf einer Zwangseinweisung bestehen müssen.

Zur Kontaktaufnahme gelten allgemeine Regeln für Gespräche mit Patienten:

- Reden Sie langsam mit ruhiger Stimme.
- Nennen Sie bei der Begrüßung Ihren Namen und fragen Sie nach dem Namen des Patienten. Versuchen Sie, den Namen richtig auszusprechen, lassen Sie sich dabei korrigieren. Dadurch zeigen Sie dem Patienten, dass Sie ihn respektieren.
- Bilden Sie einfache kurze Sätze (laut empirischer Studien sind Sätze mit mehr als sieben Wörtern für weniger Gebildete nicht überschaubar, umso weniger sind sie dies für Leute mit Sprachproblemen). Wenn Sie nach mehreren Dingen fragen wollen, bilden Sie mehrere Fragesätze, z.B. »Ist Ihnen kalt?«, »Haben Sie Schmerzen?«.
- Wiederholen Sie das Gesagte in anderen Worten (Synonymen).
- Verwenden Sie keine medizinischen Fachausdrücke.
- Bleiben Sie höflich: Auch wenn ausländische Arbeiter in Betrieben sofort geduzt werden, verwenden Sie grundsätzlich die Sie-Form (bei Jugendlichen etwa ab 16 Jahren). Achtung: Bei Asiaten wird das Alter oft unterschätzt, und es wird nicht unbedingt als Kompliment angesehen, wenn Sie eine 25-jährige Frau mit drei Kindern als 12-Jährige einschätzen.
- In einem thailändischen Dorf ist es eine Form der Ehrerbietung, eine ältere Frau als Großmutter anzureden, auf einer deutschen Straße ist das unhöflich und kann sogar als Beleidigung aufgefasst werden. Verwenden Sie die in Deutschland üblichen Formen »Frau« und »Herr«, wenn Sie mit Erwachsenen sprechen.

- Verwenden Sie keine vermeintlich vereinfachte Sprache, z.B. »Du nehmen Medikamente?« Ein Zugewanderter mit etwas besseren Sprachkenntnissen wird eine derartige Fragestellung als Beleidigung auffassen.
- Versuchen Sie beim Gespräch räumlich auf die gleiche Ebene wie der Patient zu gelangen, gehen Sie beispielsweise bei einem auf der Straße Liegenden in die Hocke.
- Auch der Abstand, den man zum Patienten halten sollte, ist abhängig von der jeweiligen Kultur: In Ländern mit spanischer Kultur – z.B. in Lateinamerika – darf man sich viel näher kommen als in asiatischen Kulturen. In letztgenannten gibt man sich zur Begrüßung und Verabschiedung nicht einmal die Hand, während man in Lateinamerika sogar Nichtbekannte bei einer offiziellen Begrüßung umarmt. Für den Rettungsdienst ist aber vor allem die Regel des Nichtberührens wichtig, denn der Patient fühlt sich einfach unwohl, wenn er das Gefühl hat, über die Notwendigkeit der Situation hinaus angefasst zu werden.
- In manchen Kulturen ist es nicht üblich, sich in die Augen zu schauen. In asiatischen Kulturen wird das als respektlos angesehen, auch bei Muslimen ist das zu beachten.

Ist man auf einen Dolmetscher angewiesen, wird empfohlen, auf Folgendes zu achten:

- Der Dolmetscher sollte das gleiche Geschlecht wie der Patient haben (besonders wichtig bei muslimischen Frauen).
- Das Alter sollte passen. So sollte man beispielsweise bei einem älteren Mann aus einer patriarchalischen Kultur keinen jungen Dolmetscher nehmen, sondern stattdessen – wenn man die Wahl hat – einen älteren Dolmetscher bevorzugen.
- In der Literatur zum Thema wird Wert darauf gelegt, dass die Dolmetscher medizinische Kenntnisse haben und die entsprechenden Wörter auch in der Herkunftssprache des Patienten kennen. Dies ist nicht immer möglich. Beim Vorbereitungsgespräch auf eine Notfalloperation sollten alle Personen herangezogen werden, die die gewünschte Sprache sprechen und außerdem genügend deutsch können. Es müssen keine medizinischen Vorkenntnisse nötig sein. Der Arzt muss die Sachlage so erklären können, dass der medizinisch nicht gebildete Patient sie versteht; auf dieselbe Weise muss er auch dem Dolmetscher Erklärungen geben können. Der Arzt muss sich weiterhin rückversichern, ob die Worte verstanden wurden und ihre Bedeutung erfasst wurde. Es ist darauf zu achten, dass keine Aufklärung ohne Dolmetscher durchgeführt wird und die übersetzende Person ebenfalls unterschreibt.
- Man muss sich darüber im Klaren sein, dass es durchaus vorkommen kann, dass der Dolmetscher zwar sehr wohl verstanden hat, um was es geht, dies aber nicht richtig übersetzt. So kann es beispielsweise passieren, dass der Dolmetscher eine Aussage unterdrückt, weil er sie aus kulturellen Bedenken nicht weitergibt (z.B. bei Fragen, die den Intimbereich betreffen).
- Wenn man es vermeiden kann, sollte der Dolmetscher nicht aus einer mit der Bevölkerungsgruppe des Patienten verfeindeten Volksgruppe kommen, auch

wenn er die Sprache gut spricht (wie dies z.B. bei Albanern und Serben der Fall ist).

▶ *Andere Einstellung zu Krankheit und andere Behandlungstheorien*

Wie sich eine Person ihre Krankheit erklärt und wie sie sich dazu verhält, hängt stark von ihrem religiösen Hintergrund ab bzw. davon, wie stark die Person religiös geprägt ist. Man kann zur Erklärung von Krankheiten grob unterscheiden zwischen:

- einer naturwissenschaftlichen Einstellung (so im Allgemeinen in der heutigen westlichen Kultur vorherrschend),
- einer ganzheitlichen Auffassung (Krankheit ist das Ergebnis von Disharmonie, die Ausgeglichenheit von Yin und Yang fehlt – so der chinesische Ansatz) und
- ein Entstehen von Krankheit durch übernatürliche Kräfte (beispielsweise in afrikanischen Kulturen).

Daraus folgen andere Behandlungsansätze, die in der traditionellen Volksmedizin zum Tragen kommen, wobei im Allgemeinen sehr viel Wert gelegt wird auf die der Krankheit angepasste Ernährung. Besonders während und nach einer Schwangerschaft gibt es in vielen Kulturen strenge Ernährungsvorschriften, die so ausgeprägt sein können, dass sie in manchen Fällen die Gesundheit einer Schwangeren untergraben. In Ländern mit spanischer Kultur muss man mit der »Heiß-Kalt-Theorie« rechnen: Krankheiten werden in kalte und heiße Krankheiten eingeteilt, die mit kalten und heißen Nahrungsmitteln und Medikamenten geheilt werden können. So gilt z.B. Fieber bei Mexikanern als eine heiße Krankheit, die nicht mit Aspirin geheilt werden darf, weil Aspirin als heißes Medikament gilt. Zur Heilung wäre hier aber ein kaltes Medikament nötig.

Da es eher unwahrscheinlich ist, dass solche Probleme beim Erstkontakt mit dem Patienten auftauchen, sollen hier nur die Punkte genannt werden, die für den Rettungsdienst wichtig werden könnten:

- Wenn der Patient ein religiöses Abzeichen oder Schmuckstück trägt (z.B. einen Rosenkranz bei Katholiken und Muslimen, oder einen Halbedelstein, der spirituelle Bedeutung haben könnte), sollte dieses/dieser auf keinen Fall abgenommen werden, da es in vielen Kulturen Menschen gibt, die an die heilenden Kräfte in derartigen Gegenständen glauben, deren Abnehmen zum Unglück führen kann.
- Wenn der Patient Medikamente einer Volksmedizin nimmt, kann es zu Unverträglichkeiten mit westlichen Medikamenten kommen (z.B. bei Ginseng und Aloe Vera).
- Die Angehörigen des Rettungsdienstes dürfen sich nicht wundern, wenn bei Notfällen im Haus die ganze Familie versammelt ist. In südlichen Ländern gehört das Zusammentreffen der ganzen Familie zum typischen Verhalten bei einem Krankheitsfall. Gerade bei südländischen Frauen wird beobachtet, dass eine Krankheit geradezu zelebriert wird. Wenn schließlich die »Todkranke« nach einer Weile der Notärztin anbietet, für sie Kaffee zu kochen, sollte man sich nicht ärgern bzw. seinen Ärger nicht zeigen.

▶ Das Schmerzproblem

Es ist zu unterscheiden zwischen folgenden Merkmalen:

- *Wahrnehmungsschwelle von Schmerz*: Untersuchungen zeigen, dass es in der Wahrnehmung von Schmerz keine kulturell bedingten Unterschiede gibt.
- *Schmerzschwelle*: Ob etwas als schmerzhaft empfunden wird, ist hingegen kulturell unterschiedlich. Bei Versuchen, die zeigen sollten, wie Anwohner des Mittelmeers und Nordeuropäer auf Wärme reagieren, zeigte sich, dass die erstgenannten einen Zustand bereits als Schmerz durch Hitze empfinden, den die Nordeuropäer nur als »warm« und nicht als »schmerzhaft« definierten. Dass die subjektive Wahrnehmung in Bezug auf Kälte bei Südostasiaten und Mitteleuropäern unterschiedlich ist, kann jeder Reisende bestätigen, der schon einmal unter den eiskalt klimatisierten Taxis und Restaurants in Südostasien gelitten hat.
- *Schmerztoleranz*: Hier geht es darum, inwieweit ein Patient Schmerz verträgt, ihn aushalten kann. Auch hier geht man von kulturellen Unterschieden aus: Nordeuropäer scheinen Schmerz gegenüber toleranter zu sein.
- *Ausdruck von Schmerz*: Hier gibt es große kulturelle Unterschiede. So zeigen beispielsweise Italiener Schmerz sehr ausdrucksvoll, wollen nicht allein sein und fordern die sofortige Befreiung von Schmerz, während Iren Schwierigkeiten haben, über Schmerzen zu sprechen, keine Gefühle zeigen und allein sein wollen. Südländische Patienten zeigen im Allgemeinen höhere Werte auf der üblicherweise verwendeten Schmerzskala. Japanische, philippinische und chinesische Patienten erhalten dagegen manchmal zu wenig Schmerzmittel, da sie ihre Schmerzen zu wenig zeigen.

▶ Biologische Unterschiede

Für die Krankenpflege durchaus wichtig sollte die Kenntnis der genetischen Unterschiede sein. Für den Notfall sollte man daher stets an zwei Punkte denken:

1. Viele Südost- und Ostasiaten haben eine Laktose-Unverträglichkeit d.h. sie vertragen keine Milch oder Milchprodukte.
2. ebenfalls vertragen viele Menschen dieser Bevölkerungsgruppe keinen Alkohol, was man wegen alkoholhaltiger Medikamente bedenken sollte.

▶ Andere Anspruchshaltung

Zugewanderte haben im Vergleich mit Einheimischen oftmals eine erhöhte Anspruchshaltung gegenüber dem Rettungs- und Notfalldienst: Man weiß, dass ein Notarzt kommen muss, wenn man ihn ruft und sieht dies demzufolge als sein gutes Recht an bzw. hält diejenigen für dumm, die eine derartige Möglichkeit nicht nutzen. Man muss nicht beim Arzt warten, hat keine Fahrtkosten, und seit Januar 2004 kann man die 10 Euro Praxisgebühren sparen. Teilweise wird erwartet, dass der Arzt die Medikamente mitbringt. Wegen einer derartigen Einstellung gegenüber dem Rettungs- und Notfalldienst wurde der Notarzt sogar wegen Kopfläusen schon angefordert. Auch die Notfallambulanzen der Kliniken müssen mit diesem Problem umgehen: Hier nutzen vor allem türkische Zugewanderte oftmals die Möglichkeit einer sofortigen Behandlung. Es muss hierbei allerdings berücksichtigt werden, dass es in der Türkei durchaus üblich ist, sofort in eine Klinik zu gehen. Auffallend ist, dass der Arzt häufiger bei Eheproblemen angefordert wird. Hier erhofft man sich von der Autorität des Arztes wohl eine Klärung des Falls oder weiß nicht, an wen man sich sonst wenden könnte.

▶ *Verhalten bei Todkranken und ihren Angehörigen*

Wie tief jemand unter dem Verlust eines nahe stehenden Menschen leidet, ist individuell unterschiedlich. Leid über einen solchen Verlust ist aber allen Menschen kulturunabhängig gemeinsam. Auch gläubige Christen, die an einen Übergang in ein besseres Leben glauben, leiden im Allgemeinen unter dem Tod eines Angehörigen. Wie diese Trauer aber gezeigt wird bzw. was die Umgebung als Trauerkundgebung erwartet, ist kulturell sehr unterschiedlich. In südlichen Ländern wird Trauer viel stärker und viel lauter gezeigt als im Allgemeinen in Deutschland (man schaue sich beispielsweise Fernsehberichte von Trauerfeiern bei Palästinensern an).

Im Gegensatz dazu wird in Südost- und Ostasien tiefe, echte Trauer gemäß der herrschenden Kultur hinter einem Lächeln versteckt. Dieses Lächeln wird bei uns auch oft fehlinterpretiert und missverstanden. Man muss sich bewusst machen, dass es in einer solchen Situation eine Maske ist. Es ist zu empfehlen, dass die Vertreter des Rettungsdienstes sich im Todesfall nicht von den derart gezeigten Trauerkundgebungen beeinflussen lassen, sondern sich so verhalten, wie sie das bei einheimischen Todesfällen tun würden.

Bei einem Patienten in Todesgefahr sollte darauf geachtet werden, ob er einen Seelsorger seiner Religion wünscht. Bei einer Notfallgeburt könnte eine christliche Familie eine Nottaufe wünschen; diese darf auch der Rettungsdienst durchführen. Intrauterine Taufen sind heutzutage nicht mehr üblich. Bei Katholiken könnte der Wunsch nach Beichte und Krankensalbung bestehen, wofür ein Priester gerufen werden muss. Traditionell eingestellte Chinesen könnten den Wunsch äußern, vor dem Tod völlig neue Kleidung (ohne Knöpfe) anzuziehen.

Nicht nur individuell, sondern kulturell unterschiedlich ist die Frage zu beantworten, wem die Wahrheit bezüglich des zu erwartenden Todes gesagt werden soll – dem Patienten oder der Familie? Laut Untersuchungen in den USA ist bei Italienern, Pakistanern und Japanern zuerst die Familie zu unterrichten, die dann entscheidet, ob und inwieweit dem Patienten die Wahrheit gesagt wird. Bei den Familienmitgliedern sollte man sich in erster Linie an den Vater bzw. den ältesten Sohn oder ersatzweise an das älteste männliche Mitglied der Familie wenden.

4.4.2 Umgang mit Muslimen

Abgesehen von konvertierten Deutschen – insbesondere deutsche Frauen, die mit Muslimen verheiratet sind – stammen die meisten Muslime in Deutschland aus der Türkei, gefolgt von den Muslimen aus den Balkanstaaten, arabischen Ländern und Pakistan. Bei Muslimen gibt es sehr klare Regeln darüber, was erlaubt und was verboten, was rein und unrein und was gut und schlecht ist. So gibt es vor allem strenge Richtlinien für den Umgang der Geschlechter. Körperkontakt zwischen fremden Männern und Frauen ist absolut tabu.

▶ *Muslimische Kinder*

Bis zur Pubertät sind Kinder von den strengen Vorschriften ausgenommen. Es ist aber zu empfehlen, ab dem Schulalter Mädchen von Ärztinnen und Jungen von Ärzten untersuchen zu lassen. Nur der Vater bestimmt über die Kinder. Es muss aber darauf bestanden werden, dass nach deutschem Recht bei der Operation eines Kindes beide Eltern unterschreiben müssen. Bei Mädchen wird eher weniger Wert auf Gesundheitsvorsorge und Behandlung gelegt, wenn die Familie aus ländlichen Gebieten kommt. Bei Jungen kommen immer wieder Notfälle (Gefahr des Verblutens) vor, wenn die vorgeschriebene Beschneidung unsachgemäß durchgeführt wurde.

▶ *Muslimische Frauen*

Konservativ: Richtig.

Strenggläubige Frauen sind eindeutig an der Kleidung zu erkennen: Sie tragen ein Kopftuch, das sämtliche Haare bedeckt und eventuell einen Tschador, ein Gewand, das nur Füße und Hände freigibt. Ein Kopftuch bei sonst modischer Bekleidung weist auf sprachlich integrierte Frauen hin, z.B. auf Schülerinnen und Studentinnen. Man muss beachten, dass es durchaus gläubige muslimische Frauen gibt, die wegen ihrer kulturellen Herkunft kein Kopftuch tragen, z.B. aus Kasachstan oder auch aus der Türkei.

Muslimische Frauen dürfen nicht mit fremden Männern zusammenkommen und dürfen nicht alleine mit ihnen in einem Zimmer sein. Das gilt auch für Ärzte und Pflegepersonal. Bei Frauen wird teilweise bei Operationen eine Narkoseärztin erwartet. Bei einer Untersuchung könnte es sein, dass die Patientin eine Begleitperson, z.B. zum Übersetzen, wünscht. Fragen Sie die Patientin ohne die Anwesenheit der in Frage kommenden Person, ob sie das will. Es wird nicht empfohlen, den Ehemann bei einer Untersuchung hinzuziehen, da sich bei Untersuchungen im Intimbereich die Frau eventuell vor ihrem Mann schämt oder der Mann sich einmischt, weil er denkt, man träte seiner Frau zu nahe. Eine psychotherapeutische Behandlung ist im Allgemeinen nicht möglich und wird von den Ehemännern nicht erlaubt. Bei der Geburt eines Kindes, die als unspektakuläre, da natürliche Sache angesehen wird, ist die Frau alleine. Bei Notfallgeburten kann eine beschnittene Frau erheblich höhere Probleme haben. Bei Frauen mit pharaonischer Beschneidung kann ein Kaiserschnitt nötig werden.

Merke

Wenn Sie mit einer Muslimin sprechen, beachten Sie Folgendes und fragen Sie sehr vorsichtig:

- **Sexuelle Themen und familiäre Probleme werden mit Außenstehenden nicht besprochen, Probleme im Sexualbereich nur indirekt.**
- **Es ist davon auszugehen, dass eine schwangere Frau Angst davor hat, zu sagen, dass sie Blutungen hat, da Blut etwas Unreines ist.**
- **Die Frage nach dem Familienstand kann bei älteren ledigen Personen als Hinweis auf ihren »Makel« angesehen werden.**
- **Eine ledige muslimische Frau darf man nicht fragen, ob sie Kinder hat. Das wird als Beleidigung aufgefasst, denn außerehelicher Geschlechtsverkehr ist absolut verboten.**
- **Eine kinderlose Frau zu fragen, ob sie Kinder habe, kann ebenfalls als Beleidigung aufgefasst werden.**

▶ *Muslimische Männer*

Sehr religiös eingestellte traditionelle muslimische Männer sind an der Kappe und dem Rosenkranz um den Arm zu erkennen. Auch der Bart ist typisch. Muslimische Männer sollten möglichst von Männern behandelt werden. Fremde Frauen dürfen sie nicht berühren, ihnen noch nicht einmal die Hand geben. Da im Fastenmonat Ramadan strenge Vorschriften hinsichtlich der Nahrungsaufnahme herrschen (keine Getränke und kein Essen bei Tageslicht), kommen immer wieder Notfälle wegen massiver Kreislaufprobleme vor. Vor allem dann, wenn der Ramadan in die heiße Jahreszeit fällt – wegen des Mondkalenders verschiebt sich der Fastenmonat im Laufe der Jahre –, treten derartige Fälle auf. Wichtig ist, dass auch der Notfalldienst weiß, dass bei Krankheit die Fastengesetze aufgehoben sind.

▶ *Stellung muslimischer Patienten zum Tod*

- Suizid ist streng verboten.
- Organtransplantationen dürfen durchgeführt werden.
- Autopsie ist bei medizinischer oder rechtlicher Begründung erlaubt.

4.4.3 Nichtmuslimische Patienten aus südlichen Ländern

▶ *Asiaten*

Asiaten unterschiedlichen Geschlechts berühren sich nicht und halten Abstand zueinander. In ostasiatischen und südostasiatischen Ländern ist es üblich, die eigentliche Wohnung nicht mit Schuhen zu betreten. Wenn es bei einem Notfall in einem Haus nicht um Minuten geht, sollte man diesen Brauch befolgen: Man zeigt dadurch, dass man die andere Kultur respektiert und baut Vertrauen auf. Man muss damit rechnen, dass asiatische Patienten auf eine Frage nicht mit einem klaren »Nein« antworten, denn dies gilt als unhöflich gegenüber dem Fragenden. Bei Indern bedeutet das Schütteln des Kopfes Zustimmung. Es gibt immer wieder Missverständnisse, da Europäer diese Geste gemäß ihrer eigenen Kultur als »Nein« deuten. Wenn Asiaten, die sich nur vorübergehend in Deutschland aufhalten, westliche Vornamen tragen, könnte es sich um Christen handeln. Die Halskette mit Kreuz ist hierfür im Allgemeinen ein eindeutiges Zeichen – vor allem bei Katholiken.

▶ *Lateinamerikaner, Spanier, Portugiesen und Italiener*

Bei diesen Patienten hat man es meistens mit konservativeren Katholiken zu tun. Allgemeingültige Aussagen zu Verhalten und Reaktionen dieser Patientengruppe wurden bereits in den vorhergehenden Abschnitten getroffen.

▶ *Schwarzafrikaner*

In dieser Bevölkerungsgruppe herrscht der Glaube, dass Krankheiten aus einem Schadenszauber heraus oder als Folge moralischer oder sozialer Verfehlungen (z.B. Nichtbeachtung der Traditionen) entstehen. Das kann dazu führen, dass kein Vertrauen in eine moderne medizinische Behandlung vorherrscht. Diese Tatsache kann wiederum eine sich selbst erfüllende Prophezeiung im Sinne der Verschlechterung des Gesundheitszustands des Patienten zur Folge haben, da mangelndes Vertrauen die Eigenkräfte des Organismus schwächt. Bei christlichen Schwarzafrikanern werden Krankheiten manchmal als Folgen einer begangenen Sünde angesehen. Man sollte fragen, zu welcher christlichen Gemeinschaft der Patient gehört, damit man gegebenenfalls einen Pfarrer rufen kann.

4.4.4 Sonderfälle

▶ *Zeugen Jehovas*

Zeugen Jehovas lehnen Bluttransfusionen ab, da diese in der Bibel als verbotenes »Essen von Blut« angesehen werden. Dies bezieht sich auch auf Eigenblut – man kann also vor einer schwierigen Operation dem Patienten kein Blut abnehmen. Da ein Arzt rechtlich belangt werden kann, wenn er gegen den Willen des Patienten eine Bluttransfusion durchführt, braucht man die Einwilligung des Patienten. Es sollte versucht werden, diese Einwilligung einzuholen, wenn niemand anderes zuhört. Allerdings ist bekannt, dass andere Zeugen Jehovas zumeist nach dem Operationsprotokoll fragen, um zu überprüfen, ob eine Bluttransfusion stattgefunden hat. Der Patient steht dabei so unter Druck, dass er eine Einsicht nicht verwehren wird. Sollte er Blut bekommen haben, wird er aus der Gemeinschaft ausgeschlossen. Manche Ärzte lehnen daher Wahloperationen, z.B. einen Kaiserschnitt, ab. Auch bei Kindern müssen Zeugen Jehovas eine Bluttransfusion ablehnen. Der Notarzt hat aber die Möglichkeit, bei Gericht das eingeschränkte Sorgerecht zu beantragen. Erfahrungen zeigen, dass man diese Maßnahme sogar den Eltern vorschlagen kann und diese damit zumeist einverstanden sind, da sie ja dann zur Transfusion gezwungen werden. Durch den Zwangsvollzug werden sie nicht aus der Gemeinschaft der Zeugen Jehovas ausgeschlossen.

▶ *Abschiebehäftlinge*

Hin und wieder kommt es vor, dass der Notarzt zu Häftlingen gerufen wird, die abgeschoben werden sollen. Er soll dann entscheiden, ob der betreffende Häftling einen Notfall simuliert, z.B. über starke Schmerzen klagt. Es wird empfohlen, dass Arzt und Sanitäter sich dahingehend absprechen, dass einer den Patienten ablenkt und der andere ihn tatsächlich untersucht. Es zeigt sich, dass dann eine Simulation eher nicht durchgehalten wird.

▶ *Astrologiegläubige*

Astrologiegläubige gibt es in jedem Land. Allerdings werden sich in Europa nur wenige von ihnen so sehr von ihrem Horoskop beeinflussen lassen, dass sie für Operationen eine bestimmte Uhrzeit verlangen. Wenn der Patient aber tatsächlich davon überzeugt ist, dass eine bestimmte Uhrzeit für ihn lebensrettend ist und man eine Operation entsprechend einrichten kann, sollte man sich in etwa daran halten.

4.4.5 Kommunikation zwischen den Angehörigen des Notfalldienstes

Zum Schluss dieses Kapitels sollte darauf hingewiesen werden, dass die Kommunikationsprobleme, die mit zugewanderten Patienten entstehen können, ebenso innerhalb eines multikulturellen Notfallteams auftreten können. So ist beispielsweise vorstellbar, dass eine Thailänderin jeden Tag bei der Begrüßung durch ihre lateinamerikanischen Kolleginnen unter den Umarmungen leidet, die für Lateinamerikaner ganz selbstverständlich sind. Diese wiederum fühlen sich durch die Abwehrhaltung der Asiatin beleidigt.

4.5 Kommunikation mit Schmerzpatienten

M. Bastigkeit

Für die meisten Werte, Parameter und Kenngrößen existiert in der Medizin ein Messinstrument. Eines der häufigsten Symptome ist jedoch nicht messbar: der Schmerz. Er begleitet fast jedes Krankheitsbild. Gerade in Notfallsituationen, in denen schnell entschieden und gehandelt werden muss, ist daher ein klares und simples Diagnoseschema sinnvoll. In den USA wenden Paramedics im Rettungsdienst das so genannte *PQRST-Schema* an. Dieses hilft bei der differenzierten Auswahl des richtigen Analgetikums.

4.5.1 PQRST-Schema

Als Grundlage für das Schema gelten die Buchstaben des Alphabets, die uns auch schon aus dem Umgang mit dem EKG bekannt sind: P, Q, R, S und T.

▶ »P« wie »provoziert«

Das »P« steht im Englischen für den Begriff »provoked«, im Deutschen für »provoziert«: Durch was wurden die Schmerzen provoziert? Haben zuvor ungewohnte Ereignisse, wie beispielsweise ungewohnte Bewegungen, ein Sturz oder ähnliches stattgefunden? Bei internistischen Erkrankungen muss intensiver nach den Ursachen gefragt werden, weil der Patient womöglich keinen Zusammenhang mit eventuellen Ursachen sieht. Als Beispiel ist hier das Auftreten von Schmerzen in Folge einer Aufnahme einer sehr fettreichen Nahrung zu nennen, oder das Konsumieren scharfer Getränke etc. Ein weiteres Beispiel für derartige vom Patienten nicht unbedingt erkannte Zusammenhänge mit der momentanen Situation sind Schmerzen, die nach Belastungen wie beispielsweise Treppensteigen retrosternal aufgetreten sind. Deshalb sind Fragen nach Umständen, die die Schmerzen verstärken, nicht nur erlaubt, sondern notwendig. Gerade bei einem Verdacht auf Traumata sollte die Bewegungseinschränkung erforscht werden, indem der Patient sich selbst vorsichtig bewegt, oder eine Bewegung durch den Untersuchenden erfolgt. Auch Haltungen oder Maßnahmen, die die Schmerzen erleichtern, müssen erfragt werden. Hier gilt als Beispiel das Sitzen von Patienten mit Brustschmerz oder die Schonhaltung von Extremitäten.

▶ »Q« wie »Qualität«

Der Schmerz kann in vielen verschiedenen Facetten auftreten, er kann (er-)drückend, stechend, brennend, hämmernd, kolikartig, schneidend sein. Viszeralschmerzen – also Schmerzen, die aus den Eingeweiden hervorgehen – sind bekanntlich ganz andere Schmerzen als solche, die von den Muskeln oder den Knochen bzw. der Knochenhaut ausgehen. Ein dumpfer, drückender Schmerz ist eher in der Tiefe lokalisiert.

▶ *»R« wie »Region«*

In welcher Gegend tritt der Schmerz auf? Strahlt er eventuell aus und wenn ja, wohin? Schmerzen bei Verletzungen der Extremitäten sind meistens auf eine Stelle begrenzt. Schmerzen beim Herzinfarkt sind meistens retrosternal, können aber in die unterschiedlichsten Regionen ausstrahlen. So haben schon Herzinfarktpatienten ihren Zahnarzt aufgesucht, weil sie Schmerzen im Unterkiefer hatten. Rückenschmerzen können lokal begrenzt bleiben oder auch in die Beine ausstrahlen. Ein wichtiges Merkmal bei Viszeralschmerzen ist, dass sie sich nicht genau lokalisieren lassen. Der »Bauchschmerz« ist im gesamten Abdomen präsent und nicht auf eine bestimmte Region festzulegen. Wichtig bei der Lokalisation der Schmerzregion ist, dem Patienten keine Suggestivfragen zu stellen. Anstatt zu fragen »Tut Ihnen der Arm weh?« ist die Formulierung »Wo haben Sie Schmerzen?« sinnvoller.

▶ *»S« wie »Stärke«*

Die Schmerzintensität ist immer eine subjektive Wahrnehmung. Manche Patienten können den Schmerz zumindest nach außen hin gut verstecken, andere reagieren schon beim kleinsten Schmerz sehr theatralisch. Sinnvoll ist die visuelle Analogskala. Auf ihr klassifiziert der Patient die Stärke seines Schmerzes mithilfe einer Einteilung von eins bis zehn. Die Zuordnung »eins« steht für einen kaum erwähnenswerten Schmerz, die Zuordnung »zehn« für einen Schmerz, der nicht mehr zu ertragen ist. Oft wird die »zehn« auch als stärkster vorstellbarer oder stärkster bisher erlebter Schmerz umschrieben.

Es muss stets berücksichtigt werden, dass nicht »*der* Herzinfarktschmerz« oder »*der* Frakturschmerz« therapiert werden soll, sondern der Schmerz, den der Patient empfindet. Jeder Patient empfindet seine Gallenkolik oder seine Nasenbeinfraktur anders. Dies liegt unter anderem an der unterschiedlichen Anzahl der Schmerzrezeptoren, am Geschlecht des Patienten (Frauen halten oft mehr Schmerzen aus), an bereits erlebten Schmerzereignissen oder an einer bestehenden Medikation mit Analgetika. Die Stärke des empfundenen Schmerzes sollte die Art der Maßnahmen und in besonderem Maße die Dosis des vom Arzt applizierten Schmerzmittels bestimmen.

▶ *»T« wie »Time«*

Hier wird nicht nur nach dem Zeitpunkt gefragt, zu dem der Schmerz akut aufgetreten ist, sondern auch nach eventuellen vorherigen Ereignissen gleicher Art. Außerdem sollte auch geklärt werden, ob sich der Schmerz in dem Zeitraum seit seinem Auftreten verändert hat.

Auch wenn der Schmerz seine diagnostische Funktion weitgehend verloren hat – nicht zuletzt dank moderner bildgebender Verfahren –, ist es sinnvoll, so viele Aspekte wie möglich zu klären, so lange der Patient noch orientiert ist. Gerade dann, wenn das nicht-ärztliche Assistenzpersonal vor dem Notarzt eintrifft, sollten so viele Fragen wie möglich (und natürlich wie nötig) geklärt werden.

4.5.2 Ergänzende Fragen

Um ein geeignetes Schmerzmittel auszuwählen, sind neben den oben genannten Aspekten noch weitere Faktoren zu klären, die in der nachstehenden Tabelle aufgeführt sind.

Tab. 13 ▶ Wichtige Fragestellungen zur Auswahl eines geeigneten Schmerzmittels

Frage	Begründung
Nimmt der Patient Gerinnungshemmer (Marcumar® o.Ä.)?	Analgetika mit Acetylsalicylsäure (Aspirin®, Aspisol®) verursachen zusammen mit Gerinnungshemmern lebensbedrohliche Wechselwirkungen (Blutungen).
Sind Allergien bekannt?	Analgetika mit Metamizol (Novaminsulfon®, Novalgin®) lösen in seltenen Fällen schwerste anaphylaktische Reaktionen aus. Auch aus rechtlichen Gründen sollte die Frage nach bekannten Allergien gestellt werden. Falsch wäre es, zu fragen: »Sind Sie gegen Metamizol allergisch?« Dies verunsichert den Patienten (»Ich kann darauf allergisch reagieren?«)
Leidet der Pat. unter niedrigem Blutdruck?	Einige Analgetika wie beispielsweise Metamizol, Morphin oder Co-Analgetika wie Benzodiazepine können den Blutdruck senken.
Ist der Patient Asthmatiker?	Einige Schmerzmittel, insbesondere Acetylsalicylsäure, können bei prädisponierten Patienten, wie Asthmatikern, die Atemwege verengen und einen Asthmaanfall auslösen.
Sind die Schmerzen kolikartig?	Bei Krämpfen der Hohlorgane sollte auf die Gabe von Morphin und die meisten anderen Opiate verzichtet werden. Sie erhöhen den Sphinktertonus von Galle und Harnblase und können eine Kolik verschlimmern.

Tipps für die Kommunikation mit Schmerzpatienten

- Stellen Sie bei der Schmerzanamnese offene Fragen.
- Wenn Sie aus rechtlichen Gründen keine Schmerzmittel verabreichen dürfen, sagen Sie nicht: »Ich bin nur Rettungsassistent, wir warten auf den Arzt.« Damit degradieren Sie Ihre Fachkompetenz. Auch eine sachgerechte Lagerung, Schienung oder Kühlung kann den Schmerz lindern.
- Vergessen Sie nicht die psychologische Betreuung.
- Fordern Sie den Patienten auf, Ihnen mitzuteilen, wann sich die Schmerzstärke oder -qualität verändert.

4.6 Kommunikation mit Ängstlichen

M. Bastigkeit

Der Puls schlägt bis zum Hals, Schweiß steht auf der Stirn, der Magen ist zugeschnürt, die Gedanken fahren Karussell. Angst – dieses Gefühl ist eng mit dem Dasein als Notfallpatient verbunden. Die Angst, die dem Rettungsteam begegnen kann, hat viele Gesichter.

4.6.1 Definition der Angst

> *»Angst ist ein unangenehmer emotionaler Zustand mit zumeist physiologischen Begleiterscheinungen, hervorgegangen aus einem Gefühl der Bedrohung, entweder konkret oder nicht objektivierbar.«*
>
> (Prof. Volker Faust, Psychiater)

Laut einer Untersuchung hat ein Zahnarzt bei der Behandlung eines Patienten am meisten Angst vor dessen Angst. Doch ein Patient fürchtet sich nicht nur vor dem Zahnmediziner: Jeder Notfall ist für den Patienten geprägt von Schmerz, Unbekanntem und Angst. Es stellen sich ihm Fragen, wie »Welche Untersuchungen werden sie an mir vornehmen?«, »Wird es weh tun?«, »Werde ich Schäden zurückbehalten?« Der Notfallpatient weiß nicht, was auf ihn zukommt, und Unbekanntes macht Angst. Weitere Gründe für Ängste können negative Erfahrungen mit medizinischen Untersuchungen, eine bevorstehende Klinikeinweisung aber auch das vorhandene gigantische Potenzial an medizinischer Technik sein..

Der Begriff Compliance bezeichnet die Mitarbeit des Patienten. Angst ist ein Compliance-Killer. Deshalb sollte alles getan werden, damit der Kranke die Angst vor einer Untersuchung oder einer Therapie verliert. Ziel des gesamten Rettungsteams muss es sein, das Angstpotenzial des Patienten zu senken. Es muss hierbei berücksichtigt werden, dass bereits eine ungünstige Bemerkung ausreichen kann, um einen ruhigen in einen ängstlichen Patienten verwandeln. Wer aber imstande ist, sich in die Wirklichkeit des jeweiligen Patienten einzufühlen, wird sich rasch ein plastisches Bild von dem Szenario seiner Ängste machen können.

Ob bei einem Patienten Angst vorliegt und wie gravierend diese wirklich ist, kann schwierig zu erfassen sein. Wie viel von dieser Angst nach außen dringt, wird auch von der Angstabwehr des Patienten bestimmt. Typische Abwehrformen sind Verdrängung, Verleugnung, Regression, Rationalisierung und Projektion. Damit das Rettungsteam mit der Angst des Patienten richtig umgehen kann, muss es diese einordnen. Es ist ein Unterschied, ob der Behandelnde bzw. die Untersuchung der Auslöser der Angst ist, oder ob diese allgemein das Leben des Patienten bestimmt. Ängste können organisch bedingt sein, sich als Phobie darstellen sowie Neurosen oder Psychosen als Ursache haben.

4.6.2 Teddy als Anxiolytikum

Kinder sind wissbegierig und sehr aufnahmefähig. Erklären Sie dem kleinen Patienten vor, während und nach der Untersuchung alles und beantworten Sie alle Fragen in einer für Kinder verständlichen Sprache. Sie können auch versuchen, das Kind mit einem Plüschtier abzulenken, das es während der Untersuchung auf den Arm nimmt. Die Gefahr, dass es den »Trösteteddy« anschließend nicht wieder hergibt, ist allerdings groß. Einen Satz sollten Sie gerade bei Kindern nicht äußern: »Du musst keine Angst haben!« Rutscht Ihnen dieser Ausspruch doch einmal heraus, haben Sie verloren: Negierungen werden immer überhört, das Wort »Angst« bleibt im Gedächtnis zurück.

Ob die Eltern bei der Behandlung dabei sind oder nicht, sollte das Kind selbst entscheiden dürfen. Während der Behandlung sollten keine verspäteten Erziehungsversuche durch die Eltern unternommen werden. Sie sollten nur wenn unbedingt nötig in den Behandlungsablauf eingreifen. Weder übertriebene Fürsorge noch ständige Ermahnungen sind in dieser Situation angebracht. Nach der Behandlung ist Loben wichtig. Belohnen Sie die Tapferkeit des kleinen Patienten mit einem Lolli oder ähnlichem.

Verbale und nonverbale Kommunikation sind wichtige Faktoren, die dazu beitragen können, Angst zu erzeugen oder diese zu lindern. So kann bei einigen Patienten schon ein skeptischer Blick reichen, um bei ihnen Ängste hervorzurufen.

Tipps für die Kommunikation mit Ängstlichen

- Machen Sie positive Äußerungen: Anstatt »Das Medikament hat kaum Nebenwirkungen« sagen Sie besser: »Es ist gut verträglich.«
- Reden Sie dem Patienten seine Angst nicht aus.
- Abwehrmechanismen sollten Sie nicht unterbewerten.
- Beseitigen Sie Kommunikationsbarrieren.
- Vermeiden Sie Anonymität und Undurchschaubarkeit.
- Verwenden Sie keine Fremdwörter.
- Erklären Sie vorher, was bei einer Untersuchung oder Therapie passiert, nicht dabei oder danach!
- Fragen Sie den Patienten, wovor er konkret Angst hat.

4.7 Kommunikation mit psychisch verwirrten Patienten

H. Alsleben

Das Geschehen am Einsatzort und im Rettungswagen ist zumeist geprägt durch schnelles Handeln und Arbeiten. Es bedeutet für die meisten Patienten eine Herausforderung, sich an diese oft außergewöhnliche Situation anzupassen. Verwirrte Patienten fühlen sich durch die für sie ungewohnte und nicht einschätzbare Situation in besonderem Maße bedroht. Eine hektische Umgebung kann sich zusätzlich negativ auf ihre Befindlichkeit auswirken und Erregtheit sowie Unruhe verstärken. Der Umgang mit psychisch bzw. geistig verwirrten Patienten im Rettungsdienst erfordert daher besonderes Fingerspitzengefühl. Mangelnde Vertrautheit mit dieser Patientengruppe führt nicht selten zu Befremdlichkeitsgefühlen und Berührungsängsten, verbunden mit Hilflosigkeits- oder Überforderungserleben. Gereiztheit oder ein erhöhtes Stressempfinden können sich daraus ableitende negative Folgen sein. Vor diesem Hintergrund sollen die Besonderheiten der Kommunikation mit psychisch verwirrten Patienten erläutert und Tipps zum Umgang mit dieser Patientengruppe gegeben werden. Auf die Psychopathologie wird nicht näher eingegangen. Die nachstehende Auflistung von Ursachen und Symptomen psychischer Verwirrung ist im Sinne einer Einstimmung auf diesen Themenbereich als Exkurs gedacht (mehr zu diesem Thema finden Sie beispielsweise in Möller et al. 2001).

▶ *Ursachen für Verwirrtheit*

Ursachen für psychische Verwirrtheit können unter anderem sein:

- Schock (unfallbedingt, anaphylaktisch),
- Bewusstseinstörungen (Benommenheit),
- psychiatrische Erkrankungen (vor allem Schizophrenien),
- Drogen- oder Alkoholeinfluss (akute Intoxikation sowie Entzugssyndrom bis hin zum Delir),
- Demenz,
- körperliche Erkrankungen (z.B. hohes Fieber oder Hypoglykämie),
- Störungen der Intelligenz.

Mögliche psychopathologische Symptome für eine derartige Verwirrtheit sind unter anderem:

- psychomotorische Unruhe und Erregbarkeit,
- verlangsamte Informationsaufnahme,
- Schwierigkeiten, das Erlebte zu verarbeiten,
- Verwirrtheit in Bezug auf Denken und Handeln,
- Orientierungsstörungen (zeitlich, örtlich und/oder zur eigenen Person),
- Aufmerksamkeits- und Konzentrationsstörungen,
- Wahn oder Halluzinationen,
- Wahrnehmungsveränderungen.

4.7.1 Allgemeine Grundregeln in der Kommunikation mit psychisch verwirrten Patienten

Die Grundhaltung im Umgang mit verwirrten Patienten stellt ein ruhiges, sicheres und sachliches Auftreten dar, verbunden mit einfühlsamem Zuhören und klaren, beruhigenden Anweisungen. Dazu gehört (nach Rudolf 2000): dem Patienten zuhören, anerkennend und teilnehmend nachfragen sowie eine ernst nehmende, strukturierende und annehmende Haltung dem Patienten gegenüber.

Vermeiden sollten Sie dagegen:

- vorschnelle Trostversuche,
- belehrende Ratschläge,
- appellierende Überzeugungsversuche oder
- ein Ausfragen des Patienten.

4.7.2 Weitere Regeln im Umgang mit verwirrten Patienten

▶ *Für Ruhe sorgen und Geduld aufbringen*

Versuchen Sie, sich nach Möglichkeit nicht hektisch zu verhalten, sondern Ruhe auszustrahlen. Dies erreichen Sie beispielsweise durch klare, sachliche Fragen oder beruhigende Anweisungen. Bringen Sie Geduld auf, halten Sie sich vor Augen, in welcher Ausnahmesituation sich Ihr Patient befindet. Vermeiden Sie eigene aggressive Gegenreaktionen: Diese können sich negativ verstärkend auf einen bereits angespannten oder gereizten Patienten auswirken. Reagieren Sie nicht abweisend oder gekränkt, wenn der Patient emotional erregt ist oder sich Ihnen gegenüber abwertend und unzusammenhängend äußert.

▶ *Sicherheit vermitteln*

Sorgen Sie nach Möglichkeit für eine ruhige Umgebung. Schirmen Sie den Patienten vor schaulustigen, neugierigen Passanten oder anderen, seine Erregung steigernden Personen ab. Versuchen Sie, ihm Verständnis zu signalisieren, ihm zu vermitteln, dass er bei Ihnen in guten Händen ist und dass Sie ihr Möglichstes dazu beitragen werden, dass es ihm bald wieder besser geht. Sicherheit vermittelt dem Patienten zudem eine konstante Bezugsperson sowie genaue Erklärungen dazu, was mit ihm geschieht.

▶ *Eine einfache Sprache wählen*

Vermeiden Sie Fremd- und Fachwörter, diese erschweren es besonders verwirrten Patienten, zu verstehen, worum es Ihnen gerade geht. Vereinfachen Sie stattdessen Ihre Sprache und sprechen Sie in kurzen, deutlich formulieren Sätzen.

▶ *Erklärungen und Fragen wiederholen*

Gehen Sie nicht davon aus, dass ein verwirrter Patient sofort versteht, was Sie ihm gerade mitteilen möchten. Wiederholen Sie deshalb Erklärungen und Fragen gegebenenfalls mehrfach. Damit verhelfen Sie dem Patienten dazu, aufzunehmen, was Sie von ihm möchten und im Rahmen seiner Möglichkeiten darauf zu reagieren. Ermuntern Sie verschlossene Patienten durch Nachfragen zum Sprechen.

▶ *Konfrontation vermeiden*

Mitunter verhalten sich verwirrte Patienten aggressiv. In diesem Fall sind deutliche Grenzen wichtig; eine die Aggressivität möglicherweise steigernde Konfrontation sollten Sie jedoch vermeiden. Stattdessen ist es hilfreich, wenn Sie professionelle Autorität auszustrahlen versuchen, verbunden mit dem Signalisieren von Verständnis. Dieses können Sie z.B. erreichen, indem Sie den Leidensdruck des Patienten ansprechen und Verständnis für seine Erregtheit signalisieren, ihm gleichzeitig aber auch ruhig und sachlich mitteilen, wie wichtig es für seine Gesundheit ist, dass er versucht, sich zu beruhigen, und dass eine Untersuchung im Krankenhaus erforderlich ist.

▶ *Ängste ernst nehmen*

Nehmen Sie die Ängste und Sorgen verwirrter Patienten ernst, auch wenn Ihnen diese nicht immer nachvollziehbar erscheinen. Reagieren Sie auf Wahnvorstellungen oder Fehlinterpretationen der Realität nicht abwertend, bagatellisierend oder belustigt, denn dadurch verstärken Sie die Unsicherheit des Betroffenen nur unnötig. Vermeiden Sie Diskussionen und versuchen Sie, den Patienten nicht zu belehren. Akzeptieren Sie stattdessen seine Wahrnehmung als seine subjektive Gewissheit. Schildert Ihnen ein Patient beispielsweise Halluzinationen, so können Sie ihm vermitteln, dass Sie seine Ängste ernst nehmen und es verstehen, dass er sich bedroht fühlt, ohne auf die Halluzinationen einzugehen.

Es soll nicht unerwähnt bleiben, dass die meisten der aufgeführten Richtlinien auch für *scheinbar* nicht ansprechbare Patienten gelten.

4.8 Kommunikationsstrukturen bei suizidalen Krisen

K. v. Renteln

Beispiel:
Der Einsatz kam am Nachmittag: »Bahnhof, die dortige Eisenbahnbrücke, Person droht zu springen.« Der mit dem RTW zurückzulegende Weg dauert etwa drei Minuten. Wahrscheinlich werden wir das zuerst eintreffende Fahrzeug vor Ort sein. Ich werde also der erste sein, der mit dem Menschen auf der Brücke in Kontakt tritt.

In Deutschland sterben mehr Menschen durch Selbsttötung als durch Unfälle im Straßenverkehr. Im Jahr 2000 nahmen sich nach Unterlagen des Statistischen Bundesamtes 8.145 Männer und 2.934 Frauen das Leben. Je älter Männer und Frauen werden, desto stärker steigt ihre Suizidgefährdung. Von der Weltgesundheitsorganisation WHO wird geschätzt, dass in Deutschland im Jahr 2001 bezogen auf je 100.000 Einwohner 108 Männer und 131 Frauen versucht haben, sich das Leben zu nehmen. Suizide und Suizidversuche kommen in der Stadt häufiger vor als auf dem Land. Frauen gestalten eher einen weichen, das heißt einen nicht-invasiven und »unblutigen« Suizid (und Suizidversuch), Männer dagegen eher einen harten, »blutigen« Suizid bzw. Suizidversuch unter Eintritt körperlicher Versehrtheit.

Beispiel:
Auf der Fahrt bleibt mir nicht viel Zeit. In meiner Vorstellung handelt es sich bei der Person auf der Brücke um einen Mann, der sich in einer Situation befindet, in der für ihn die Selbsttötung die einzige noch sinnvolle Lösung zu sein scheint. Ich denke merkwürdigerweise nicht daran, dass die Person schon gesprungen sein könnte.

4.8.1 Risikogruppen

Es gibt bestimmte Risikogruppen, innerhalb derer Suizide und Suizidversuche besonders gehäuft vorkommen. Hierbei handelt es sich um:

1. Alkohol-, Medikamenten- und Drogenabhängige,
2. Depressive,
3. Alte und Vereinsamte,
4. Menschen, die durch Suizidankündigung und bereits vorangegangenen Suizidversuch auffällig wurden.

Eine besondere Risikogruppe stellen auch psychisch Kranke dar, besonders solche, die an einer Psychose leiden. Suizidversuche kommen in den unteren sozialen Schichten gehäufter vor. Suizide (vollendete Suizidversuche) sind in den gehobenen und unteren Schichten gleichmäßig verteilt.

4.8.2 Helfer als diagnostisches Instrument

Beispiel:
Die Situation stellt sich schließlich so dar: Eine Frau befindet sich auf einer Fußgängerüberführung. Sie hat sich auf das Geländer gesetzt und starrt auf die Bahngleise, über denen sich die Hochspannungsleitungen für die Züge befinden. Es befindet sich keine weitere Person direkt in ihrer Nähe. Die Bahnpolizei ist da und bittet uns, mit ihr Kontakt aufzunehmen. Mein Kollege und ich sprechen uns dahingehend ab, dass ich versuchen werde, mich der Frau behutsam zu nähern, um dann mit ihr in Kontakt zu treten. Mein Teampartner wird hinter mir bleiben um die Verbindung zur Basis zu halten. Koffer haben wir nicht dabei: Bei der Kontaktaufnahme bin ich mein eigenes diagnostisches Instrument. Ich hoffe sehr, dass ich den richtigen Anfang finde.

Bei Suizidversuchen ist nicht ein spezielles Trauma entscheidend, es kommt vielmehr nur dann zur Entstehung von Suizidversuchen, wenn es einen Verlauf von negativen Ereignisketten gibt. Dabei spielen die persönlichen Umstände des Betroffenen ebenso eine Rolle wie auch seine subjektive Zukunftserwartung. Von daher ist das Verhalten von Suizidenten nur im Rahmen einer prozessualen Diagnostik zu verstehen, da es sich durch aktuelle Anlässe und neue Beziehungsgestaltungen immer wieder verändern kann. Es ist wichtig, zu verstehen, ob das hinter der Bereitschaft zum Suizid liegende Problem in dem Patienten selbst oder in seiner Umgebung begründet liegt. Außerdem spielt es eine Rolle, wie sehr der Patient in seinen Ich-, Selbst- und Identitätsstrukturen gefestigt ist. Es muss auch die Frage gestellt werden, wie sehr der Betroffene in der Gegenwart lebt und an welchen Stellen seiner Persönlichkeit er – beispielsweise durch bestimmte Ereignisse – eventuell in der Vergangenheit festgehalten wird. In welchen Beziehungsmustern bewegt sich der Betroffene? Das Bild, das sich im Rahmen dieser Fragestellungen ergibt, ist immer nur für den jeweiligen Patienten gültig und nicht auf andere übertragbar.

Beispiel:
Behutsam gehe ich auf die Frau zu und versuche, Blickkontakt zu ihr zu bekommen. Mein Ziel ist es, sie von dem Blick in den Abgrund abzulenken, so dass sie ihren Blickbereich erweitern kann, um zu sehen, dass andere Menschen versuchen, mit ihr in Kontakt zu treten. Ich gehe so lange auf sie zu, bis sie mich bemerkt. »Kommen Sie nicht näher«, sagt sie zu mir. Ich akzeptiere die Grenze und bleibe stehen. Wir sind ungefähr fünf Meter voneinander entfernt.

Ganz wichtig ist es, den Suizidenten in dieser Situation zu akzeptieren und ihn ernst zu nehmen. Außerdem muss der Patient spüren, dass die Sachlage dem Rettungsassistenten nicht unangenehm ist und dass er sich diesem auch mit seinen massiven Ängsten und Todeswünschen zeigen bzw. ihm diese zumuten darf. Den Kontakt, der aufgenommen wird, gestaltet zunächst einmal der Suizident. Der jeweilige Ansprechpartner muss als tatsächlicher *Partner* versuchen, sich ein Bild von der inneren Spannung des Betroffenen zu machen. Dies kann auch einfach durch ein ruhiges Stehen bei dem Patienten und ein Aufnehmen der Situation geschehen, bei dem nicht gesprochen werden muss. Reaktionen des Suizidenten müssen jedoch erahnt werden, und es muss klar sein, was diese Wahrnehmungen in der Phantasie der helfenden Person auslösen.

Beispiel:
»Ich bin stehen geblieben, wie Sie es wollten. Ich heiße Kai. Wie soll ich Sie ansprechen?«
»Lassen Sie mich in Ruhe!«
»Ich möchte verstehen, warum Sie hier stehen.«
»Das interessiert doch keinen!«
»Ich bin hier, und mich interessiert es. Wie darf ich Sie nennen?«

Wichtig ist vorab, dass der Patient die Betroffenheit seines Ansprechpartners spürt (s.u.). Der Suizident hat eventuell wichtige Elemente aus bestimmten Lebensbereichen eingebüßt, beispielsweise den Verlust seines Arbeitsplatzes oder die Trennung von einer nahe stehenden Person erlebt. Vorstellbar ist auch, dass der Patient eine Aneinanderreihung von Misserfolgen zu verarbeiten hat. Dadurch erlebt er eine Einschränkung in seiner sozialen Existenz (= situative Einengung). Hinzu kommen eigene und fremde Erwartungen in Bezug auf die Gestaltung des Lebens (= dynamische Einengung). Der Mensch befindet sich somit in einem Spannungsfeld unterschiedlicher Gegensätze. Diese Spannung ist schließlich für ihn nicht mehr auszuhalten, und er verliert die Balance. Die Dynamik verläuft dann ohne Gegenregulation nur noch in eine Richtung mit der Folge, dass der Patient die Realität letztlich nur noch einseitig wahrnimmt. Er sieht nur noch das, was ihn mindert, wodurch sich sein Verhaltensrepertoire zunehmend einschränkt. Hinzu kommt, dass er wesentliche Bezugspersonen verliert und zunehmend isoliert lebt und vereinsamt. Es gibt nur noch wenig tragende und nährende Beziehungen (= zwischenmenschliche Einengung). Durch die beschriebenen Einengungen verliert der Mensch auch bestimmte Lebensbereiche, wodurch sich sein Wertesystem einschränkt. Es gibt für ihn immer weniger, wofür es sich zu leben lohnt. Man muss jedoch davon ausgehen, dass die meisten Suizidhandlungen Kurzschlusshandlungen sind, da bei zwei Dritteln der Suizidversuche der Zeitraum zwischen Entschluss und Handlung weniger als 24 Stunden beträgt.

Beispiel:
»Ich heiße Margareth. Ich weiß auch nicht, aber jetzt stehe ich hier.« – Schweigen – »Keiner hat sich um mich gekümmert. Nun stehe ich hier, und plötzlich sind alle da.« »Margareth, wie ist das gekommen, dass Sie jetzt hier sind?«

Als Krise bezeichnet man nicht ein bestimmtes Ereignis, sondern einen Prozess. Damit ist »Krise« etwas sehr Lebendiges. Man spricht dann von einer Krise, wenn sich ein Mensch im Ungleichgewicht zwischen der subjektiven Bedeutung eines Problems und den ihm zur Verfügung stehenden Bewältigungsmöglichkeiten befindet. Diese Situation wird als sehr belastend empfunden, und der Betroffene fühlt sich in seiner Identität und in der Kompetenz, sein Leben selbstständig gestalten zu können, bedroht. Dies ist natürlich mit großer Angst verbunden, die meist nur bedingt ausgedrückt werden kann. Die Angst lähmt somit noch mehr, und das Spektrum an Handlungs- und Bewältigungsmechanismen greift nicht mehr. Neue Möglichkeiten des Umgangs mit dem Problem gibt es für den Betroffenen (noch) nicht. Wenn die auslösende Situation und das Problem bestehen bleiben, kann es sein, dass die Angst noch größer wird und in Panik umschlägt. Diese erfasst dann »die ganze Persönlichkeit, die ganze Existenz«. In so einer Situation bedarf es dann einer Hilfe von außen, z.B. durch Krisenintervention, einen Seelsorger oder einen Therapeuten, damit der Patient wieder etwas Abstand bekommt und seine Angst abnimmt, so dass er sich kreativ mit der Krise beschäftigen kann und sich nicht nur ohnmächtig und hilflos fühlen muss.

Beispiel:
Während Margareth mir erzählt, dass ihr Freund sie verlassen hat, weil sie sich dazu entschieden hatte, das gemeinsame Kind nicht zu bekommen, sieht sie mich immer wieder an. Sie verlässt den Blick zum Abgrund immer wieder und bekommt somit einen Blick für die Welt um sich herum.

Menschen in Krisensituationen fühlen sich eingeengt und haben häufig das Gefühl, dass es keinen Ausweg und keine Veränderung gibt. Außerdem wird die Krise auch vielfach von körperlichen Symptomen begleitet. Die ganze Aufmerksamkeit des Betroffenen ist auf sich selber und seine Krisensituation gerichtet. Der Ansprechpartner des Patienten muss den Mut haben, das Gefühl der existenziellen Angst anzusprechen, sie zu spiegeln und selbst auszuhalten. Der Patient erfährt dadurch eine Entlastung, weil er die Angst nicht mehr alleine tragen muss. Ob der Kontakt mit dem Betroffenen gut läuft, ist im direkten persönlichen Zusammentreffen besser abzuschätzen, als wenn wir mit ihm nur am Telefon sprechen. Am Telefon können wir mit unserem diagnostischen Instrument nur auf die Stimme, die Aussagen und die Betonungen Bezug nehmen. Der gesamte Bereich der Körpersprache fällt weg, ausgenommen unserer eigenen Körpersprache, die wir als eine Art Spiegel für das benutzen, was uns der Anrufer über das Telefon mitteilen möchte.

Krisen verlaufen unterschiedlich lange und intensiv. Um die Bedeutung und Ernsthaftigkeit einer Krise einzuschätzen, hat sich bereits mehrfach das Wissen um die »fünf Säulen der Identität« bewährt. Diese »fünf Säulen« sind:

- Leiblichkeit,
- Arbeit,
- soziale Kontakte,
- finanzielle Absicherung,
- Werte und Normen.

Je mehr Säulen – das heißt, je mehr Lebensbereiche – des Patienten durch die Krise betroffen sind, desto belastender und ernsthafter ist diese. Damit ist auch der Patient im höheren Maße gefährdet, er sieht kein mögliches Ende dieser Situation und keine Aussicht auf Verbesserung. Er ist in seiner ganzen Existenz als Mensch destabilisiert und ohne inneren Halt. Alle Interventionsmöglichkeiten sollten zunächst darauf hinwirken, ihn wieder zu stabilisieren, ihm Halt zu geben und seinen Blick zu erweitern, so dass es ihm möglich ist, aus der beängstigenden Enge herauszukommen. Indem ich als Ansprechpartner des Patienten meine Betroffenheit zulasse und der Betroffene diese spürt, wird ihm deutlich, dass mir etwas an ihm und seinem Leben liegt. Damit wird eine Gemeinsamkeit hergestellt, und der Betroffene wird für den Moment ein Stück aus seiner Isolation herausgelöst. Kann man ihm dann vermitteln, dass man diese Krise mit ihm gemeinsam durchsteht und dass es durchaus irgendwann eine Aussicht auf Besserung gibt, ist bereits viel gewonnen. Weiterhin braucht ein betroffener Mensch in dieser Situation aktive Unterstützung; es sind alle Interventionen zu vermeiden, die ihn noch zusätzlich schwächen. Hierbei geht es um Ich-stärkende Maßnahmen: Dadurch, dass der Patient beispielsweise auf seine Atmung aufmerksam gemacht wird, kann er seine eigene Enge und Anspannung spüren und dann vielleicht auch wieder etwas lösen. Auch ist eine wichtige Erfahrung, dass er sich dem Atem überlassen kann und er sich dafür nicht anstrengen muss, sondern »geatmet« wird.

Eine weitere Möglichkeit ist, nach inneren Beiständen zu suchen. Wer oder was war für den Patienten in der Vergangenheit hilfreich? Dies können bestimmte Menschen oder Tiere sein, aber auch Gegenstände wie Kuscheltiere, Schmuckstücke etc. Auch Beistände auf der spirituellen Ebene, wie Gott oder ein Schutzengel, sind denkbar. Wenn dieser Beistand gefunden ist, gilt es, ihn dem Patienten vertraut zu machen als etwas, das immer da ist und auf das er jederzeit zurückgreifen kann. Dies kann beispielsweise durch die Schaffung die innerer Bilder und Phantasien geschehen. Wichtig ist dabei, dass der Betroffene ein plastisches, konkretes Bild von seinem Beistand bekommt und möglichst viele seiner Sinne angesprochen werden. Dadurch wird der Zugriff erleichtert.

Weiterhin ist es in dem Gespräch mit suizidalen Patienten wichtig, die Ressourcen zu betrachten. Hierbei geht es darum, zu sehen, an welcher Stelle es im Leben des Patienten schon einmal belastende Situationen gab und wie er es geschafft hat, damit fertig zu werden (= innere Ressourcen). Es muss aber auch berücksichtigt werden, wo im Umfeld und in der Umgebung des Patienten Menschen oder Unterstützungsmöglichkeiten vorhanden sind, die bislang nicht genutzt wurden (= äußere Ressourcen). Diese Intervention kann jedoch nur angewendet werden, wenn der Ansprechpartner den Patienten gut genug kennt, um zu wissen, dass es tatsächlich Ressourcen gibt, so dass er sie gegebenenfalls selbst benennen kann, wenn sie dem Patienten nicht einfallen oder er sie nicht sehen kann. Ansonsten kann sich das Gefühl der Wertlosigkeit und Hoffnungslosigkeit verstärken, wenn der Patient zu dem Schluss kommt, dass für ihn weder innere noch äußere Ressourcen zur Verfügung stehen. Um den Betroffenen aus der Enge der Situation und seines Erlebens herauszulösen, ist es notwendig, ihm eine innere Distanzierung zu seinen Problemen zu ermöglichen. Es muss in diesem Rahmen auch immer die kognitive Ebene des Patienten angesprochen werden. Dies bedeutet zum einen, ihm zu erläutern, dass er sich in einer Krise befindet und ihm Erklärungen über Krisenverläufe allgemein zu geben. Hieraus könnte insofern eine Entlastung resultieren, als der Patient sich und seine derzeitige Lage schließlich als »normal« empfindet und Hoffnung schöpft, dass es durchaus ein Ende der für ihn belastenden Situation gibt. Des Weiteren empfiehlt es sich immer zu fragen, ob der Patient sich wirklich ganz sicher ist, dass er nicht mehr zu retten ist und ob es nicht winzig kleine Ansätze in seinem Leben gibt, die ihm helfen könnten, dieses Tief zu überwinden. Es darf nicht übersehen werden, dass bei einigen Suizidenten tatsächlich einen unabwendbaren Todeswunsch gibt – der angedrohte Suizid also nicht »nur« als eine Art Hilferuf verwendet wird. Auch mit diesem Wunsch muss der Patient angenommen werden.

Beispiel:
Nach etwa einer Dreiviertelstunde hat Margareth sich entschieden, mit mir zum RTW zu gehen. Die Krise ist noch nicht überwunden, aber sie möchte versuchen, sich ihr auf eine andere Weise zu stellen.

Die letzte Entscheidung liegt immer beim Patienten selber. Es gibt Fälle, in denen alle Interventionsmöglichkeiten nicht greifen, jegliches therapeutisches Bemühen vergeblich ist und es zu einem vollendeten Suizid kommt. Dies ist dann nicht auf mangelnde Gesprächsfähigkeiten des Ansprechpartners zurückzuführen, sondern es kann eben durchaus sein, dass die Entschlossenheit und die Suizidimpulse des Betroffenen so massiv und so stark sind, dass er nicht mehr erreichbar ist. Der Rettungsassistent darf sich in einer solchen Situation nicht die Schuld an dem Suizid geben oder die Verantwortung dafür übernehmen. Er muss stattdessen zu akzeptieren lernen, dass er in diesem speziellen Fall nicht helfen konnte und die Entscheidung des Patienten respektieren.

Die Verläufe derartiger Situationen sind so verschieden, wie Menschen verschieden sind; kein Kontakt ist mit dem anderen vergleichbar. Letztlich jedoch sehnen sich die betroffenen Patienten nach Kontakt mit anderen Menschen; durch ihn steigt ihr Selbstwertgefühl und ihre Ich-Stärke. Bei Gesprächskontakten mit Betroffenen in suizidalen Krisen geht es daher stets darum, an dem Menschen und seiner Situation Anteil zu nehmen.

4.9 Kommunikation mit Blinden

M. Kleer

In der Notfallmedizin ist es erforderlich, sowohl die vorgefundene Situation als auch die zu versorgende Person schnell und kompetent einzuschätzen. Deshalb ist es für das Rettungsteam wichtig, sich ein möglichst umfangreiches Vorwissen über besondere Personengruppen einzuholen, denn es weiß zunächst nicht, wen es am Unfallort antrifft. Dieser Beitrag will dem Rettungsteam Hilfestellungen und Hinweise dazu geben, wie es den ersten Kontakt und die sich daran anschließende Kommunikation mit seinem Patienten erfolgreich gestalten kann.

4.9.1 Wie erkenne ich, dass es sich um eine blinde Person handelt?

Blinde Personen sind oftmals erkennbar an einer von ihnen getragenen Armbinde oder einem Button zum Anstecken, auf der bzw. dem sich drei schwarze Punkte auf gelbem Grund befinden. Weiterhin können mitgeführte Gegenstände wie

- ein weißer Stock,
- ein Blindenführhund (erkennbar an dem weißen Führgeschirr)
- oder andere Hilfsmittel, wie beispielsweise sprechende oder fühlbare Utensilien (Uhr, Kompass, usw.),

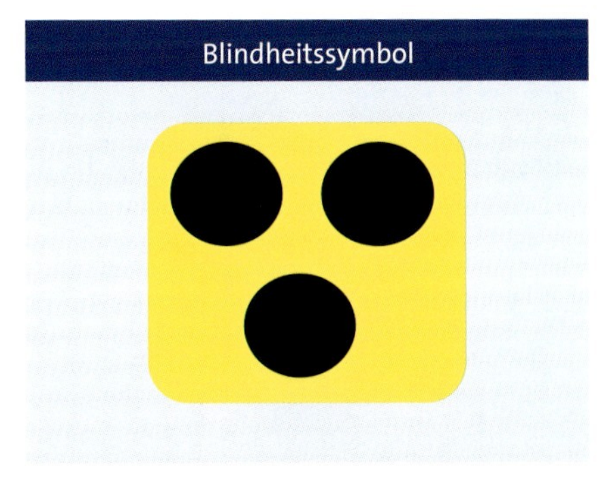

Abb. 25 ▶ Symbol für »Blindheit«

ein Indiz sein. Viele blinde Menschen tragen dauerhaft eine Sonnenbrille, weil Augenerkrankungen häufig mit einer hohen Blendungsempfindlichkeit einhergehen. Ist eine blinde Person bei einem Notfall bei Bewusstsein, wird sie zumeist das Rettungsteam selbst auf ihre Erkrankung hinweisen können. Es ist auch möglich, dass der blinde Mensch von einer anderen Person begleitet ist. Sprechen Sie auch in diesem Fall direkt mit dem verletzten oder erkrankten blinden Menschen und nicht mit der Begleitperson über ihn. Es sei an dieser Stelle ein allgemeiner Hinweis angeführt: Blinde können zwar nicht oder nur wenig sehen, aber ausgezeichnet hören und selbstverständlich sprechen. Versuchen

Sie am Unfallort die Scheu vor der Blindheit zu verlieren. Falls Sie nicht wissen, wie Sie in einer bestimmten Situation agieren sollen, fragen Sie den blinden Menschen doch einfach!

Blinde Personen weisen nicht unbedingt besondere Auffälligkeiten an den Augen auf. Sollten derartige Auffälligkeiten aber dennoch einmal bei einem Patienten zu finden sein, ist es wichtig, die folgende Vorinformation zu beachten, die viele Missverständnisse aus dem Weg räumen kann: Eine außergewöhnliche Augenstellung oder ein schwaches bzw. ein Nicht-Reagieren auf Lichtschein muss nicht zwangsläufig auf neurologische Probleme oder etwa auf Drogenmissbrauch hinweisen. Ebenso können verengte Pupillen beispielsweise als Nebenwirkungen bei einer bestimmten Medikation auftreten, so z.B. bei Glaukommedikamenten. Vorsicht also vor einer vorschnellen (Fehl-)Diagnose und einer (Fehl-)Medikation. Ziehen Sie immer in Betracht, dass es sich bei der betroffenen Person um einen blinden Patienten handeln könnte. Diese Möglichkeit sollte stets abgeklärt werden. Irritierend, aber als Indiz für Blindheit häufig auch wahrnehmbar, ist der fehlende oder mangelnde Blickkontakt des Patienten zum Rettungsteam, der leider oftmals auch als geistige Behinderung fehlgedeutet wird.

4.9.2 Definition der Blindheit

Die Grenzen zwischen Blindheit und so genannter hochgradiger Sehbehinderung (bei einem Zentralfernvisus von 1/50 bis 1/20 bzw. einer Seheinschränkung vergleichbaren Ausmaßes) sind fließend, und viele der folgenden Überlegungen, die sich auf blinde Menschen beziehen, können auch auf die erheblich größere Gruppe der hochgradig sehbehinderten Menschen übertragen werden. Als »blind« im eben beschriebenen Sinne sind in der Bundesrepublik nach einer Berechnung des Deutschen Blindenverbandes rund 155.000 Menschen registriert – das sind nur ca. 0.19 % der deutschen Bevölkerung.

4.9.3 Gedankenexperiment: Blindheit und ihre Auswirkungen

Im Folgenden soll erläutert werden, wie sich die Kommunikation mit einem Blinden von der Kommunikation zwischen Sehenden unterscheidet. Weiterhin werden ein paar Tipps im Umgang mit Blinden vermittelt.

Stellen Sie sich vor, Sie befinden sich in der Lage des Blinden, rufen Sie sich beispielsweise das Gefühl ins Gedächtnis, das sie schon einmal bei einem Stromausfall erlebt haben, oder wenn sie eine Binde vor den Augen hatten. Das ganze Ausmaß der Blindheit werden Sie nicht spüren, aber es wird Ihnen im Folgenden helfen zu verstehen, was anders ist als bei Sehenden. Nehmen Sie also an, sie befänden sich in einer Situation, in der sie sich mit allen Sinnen, ausschließlich des Sehens, orientieren müssten. Neben dem Riechen blieben Ihnen hierbei vor allem das Hören und das Fühlen. Nur die Geräusche, die Stimme oder die Berührung teilen Ihnen nun die Anwesenheit einer anderen Person mit. Jetzt stellen Sie sich vor, Ihnen ist etwas widerfahren, und fremde Menschen, in der Notfallmedizin tätig, eilen Ihnen zu Hilfe. Sie spüren wahrscheinlich bereits jetzt, dass sie keinen Überblick über die Gesamtsituation hätten und sich eine Menge Fragen für Sie ergeben würden: Was ist eigentlich passiert? Wie stark bin ich verletzt? (Falls Sie keine Geräusche hören): Leben die anderen in den Unfall verwickelten Menschen noch? Sie wissen auch nicht so recht, wohin sie gehen können oder sollen. Stehen Sie noch auf der Straße? In jedem Fall werden Sie aufgrund des Kontrollverlustes in Ihrer momentanen Situation zu Recht in Panik geraten. Für die Helfer vor Ort gilt deshalb: Versuchen Sie beruhigend auf die blinde Person einzuwirken, erzählen Sie ihr, wie sich der Ist-Zustand der momentanen Situation gerade darstellt und wo der Blinde sich gerade befindet, nämlich erst einmal in Sicherheit oder wenigstens in sicheren Händen.

4.9.4 Wer redet mit wem? Wer nichts sagt, ist nicht da!

Beim Erstkontakt ist es für blinde Menschen sehr wichtig, dass eine Person des Notfallteams immer ihren eigenen Namen und ihre Funktion nennt, damit sie einen Ansprechpartner haben und diesen auch rufen können. Weiterhin ist wichtig, dass die Personen, die sich in der Anwesenheit des blinden Menschen unterhalten, immer mitteilen, wann sie miteinander reden und wann sie etwas von ihm wissen wollen. Das Rettungsteam sollte also auch den Namen des Blinden kennen und ihn bei Ansprache benutzen, damit er weiß, dass tatsächlich *er* gemeint ist. Verlässt jemand den Ort des Gesprächs, oder kommt jemand von woanders wieder zurück, ist es wichtig, dies stets mitzuteilen, damit der Blinde immer weiß, wer aktuell in der Nähe ist. Denken Sie daran: Auch sehende Menschen kennen das Gefühl, in Panik zu geraten, wenn sie alleine sind. Nur zu schnell entsteht in derartigen Situationen ein Gefühl der Hilflosigkeit. Der blinde Patient hat dieses Gefühl um so stärker, denn für ihn gilt: Wer nichts sagt, ist nicht da! Es ist weiterhin sehr wichtig, daran zu denken, eine Antwort dem blinden Menschen gegenüber stets zu verbalisieren und nicht etwa aus Gewohnheit mit einer Geste wie etwa einem Kopfnicken zu antworten.

▶ *Geräusche und Phantasie*

Wenn in einer Situation laute oder unbekannte Geräusche vorherrschen, ist es auch für sehende Menschen angenehm, wenn sie wissen, was diese Geräusche verursacht. Für blinde Personen gilt dies in besonderem Maße: Geräusche, die man nicht zuordnen kann, verunsichern und regen die Phantasie in vielleicht unnötigem und in ungutem Maße an.

▶ *Erst reden, dann anfassen!*

Blinde Menschen sehen Dinge nicht auf sich zukommen; das scheint zunächst trivial zu klingen, doch ist es sehr wichtig, sich diesen Sachverhalt immer wieder vor Augen zu führen. Bevor Sie als Blinder angefasst würden, wäre es Ihnen sicher lieb, wenn man Sie zunächst ansprechen würde, damit Sie sich nicht so erschrecken – stellen Sie sich vor, Sie befinden sich im Dunkeln und jemand fasst Sie wie aus dem Nichts an! Nach einer einfachen Ansprache wissen Sie nun zwar, dass Sie gleich angefasst werden, aber damit ist ihre innere Anspannung nur noch größer, denn ohne weitere Informationen können Sie nicht einschätzen, wann jemand was, wie, warum und vor allem wo mit Ihnen machen will. Hier wäre also eine detaillierte Beschreibung sehr wünschenswert. Für das Rettungsteam bedeutet das also: Jede Handlung sollte angekündigt und genau beschrieben werden.

Falls die blinde Person sich selbst fortbewegen kann, wird sie gerne am Ellbogen eines Mitglieds des Notfallteams gehen. Bitte die blinden Menschen niemals einfach anfassen und ziehen oder gar schieben, denn das verunsichert sie, weil sie nichts über mögliche Gefahren wissen können, die sich vor ihnen befinden. Wenn eine Treppe oder ein Hindernis zu überwinden ist, ist es hilfreich – und das sollte man als zusätzliche Angabe nicht vergessen – auch darauf hinzuweisen, ob es hinauf oder hinunter geht. Alle deiktischen Ausdrücke, die sich auf Lokalitäten beziehen, wie beispielsweise »hier«, »dort«, »da« usw. sind für Blinde natürlich nicht brauchbar. Angaben zur Entfernung und zu Richtungsangaben durch Verbalisierung oder z.B. durch Zeigen mit der Hand des Blinden sind Möglichkeiten zur Verbesserung der Verständlichkeit und damit zur besseren Verständigung.

4.9.5 Umgebung und Orientierung im Krankenhaus

Wenn man im Krankenhaus ankommt, ergibt sich eine neue Situation: Wiederum trifft der blinde Patient auf fremde Menschen. Daher ist es schön für ihn, wenn sich der zuständige Arzt mit Namen und Funktion vorstellt. Weisen Sie also bei der Übergabe möglichst rechtzeitig darauf hin, dass der Notfallpatient blind oder sehbehindert ist. Wenn ein blinder Mensch durch die verschiedenen Untersuchungszimmer geleitet wird, weiß er nichts über diese Räume. Hier ist es Aufgabe des Personals, den Patienten mit den Zimmern und den Untersuchungen vertraut zu machen. Eine nicht-detaillierte Raumbeschreibung – nur die relevanten Gegenstände sollten beschrieben werden – hilft dem Blinden, sich nicht so verloren vorzukommen. Einen Sitzplatz oder einen Untersuchungsstuhl zeigt man einer blinden Person, indem sie dorthin geleitet und ihre Hand auf die Rückenlehne gelegt wird. Alle weiteren Bestandteile des Stuhls findet sie dann selbst.

4.9.6 Der Blinde im Krankenhaus

An dieser Stelle wird ein Blick über den präklinischen Aspekt hinaus auf den Alltag im Krankenhaus geworfen. Worauf müssen das Pflegepersonal und der Arzt achten, wenn ein blinder Patient aufgenommen wird? Wenn ein blinder Patient ein Zimmer im Krankenhaus bezieht, sollte sich dieses am besten in der Nähe des Schwestern- und Pflegerzimmers befinden. Das hat den Vorteil, dass er das Pflegepersonal nicht suchen muss – Krankenhäuser haben unheimlich viele Türen – und er die Betreuung in seiner direkten Nähe weiß. Das Pflegepersonal sollte ihm außerdem weitere Informationen über das Patientenzimmer geben – wo befindet sich die Klingel, die Tür, das Bad, das Fenster, der Mitbewohner, ...? Für das Personal ist es weiterhin sehr wichtig, daran zu denken, dass halb offen stehende Türen für blinde Personen zu einer schlimmen Falle werden können und daher immer vollständig geöffnet oder geschlossen werden sollten.

▶ *Medikamente und Infusionen*

Die Einnahme von Medikamenten, die dem Patienten ohne weitere Information auf den Nachttisch gestellt werden, könnte Schwierigkeiten bereiten. Dies gilt auch für Infusionen, denn der Blinde kann sich nicht melden, wenn diese leer gelaufen sind und/oder wegen technischer Schwierigkeiten nicht mehr laufen. Das Personal sollte blinden Patienten daher bei der Medikamenteneinnahme behilflich sein und Infusionen in regelmäßigen Zeitabständen überwachen.

4.9.7 Tipps für die Kommunikation mit Blinden

Zusammenfassend betrachtet ist der kommunikative Umgang mit blinden Patienten gar nicht so schwer. Es ist lediglich zu beachten, durch Ansprache eine Beziehung zu dem Blinden aufzubauen, ihm alles, was man tut, zu beschreiben, ihm durch Schilderung die Umgebung vertraut zu machen und ihm damit die Angst vor allem Unwägbaren zu nehmen.

Für das Rettungsteam heißt das:

1. **Wenn es die Zeit zulässt, versuchen Sie, sich auf die Situation des Blinden einzulassen.**
2. **Verbalisieren Sie ihre Handlungen und zukünftigen Vorgehensweisen.**
3. **Geben Sie Orientierungshilfen.**
4. **Begleiten Sie den blinden Patienten auf seinen Wegen zum Rettungswagen, ins Krankenhaus usw.**
5. **Vor allem aber: Haben Sie keine Angst vor der Blindheit, der Blinde hilft Ihnen sicher gerne bei Unsicherheiten!**

Ich möchte mich an dieser Stelle herzlich bei meiner blinden Freundin bedanken, die mir schon mehrfach die Augen geöffnet und mir sehr viele Einblicke in die Welt der Blinden gewährt hat. Durch sie habe ich gelernt, anders zu sehen.

4.10 Kommunikation mit Schwerhörigen, Ertaubten und Gehörlosen

O. Fritsche

Rund 80.000 Menschen in Deutschland sind gehörlos. Darüber hinaus gibt es etwa 13 bis 14 Millionen Hörgeschädigte in Deutschland, von denen rund 300.000 so schlecht hören, dass es in der Kommunikation mit ihnen zu Schwierigkeiten kommen kann. Es ist daher recht wahrscheinlich, dass das Rettungsteam bei einem Einsatz mitunter einen hörgeschädigten Patienten zu versorgen hat. Je nach Art und Schwere bzw. Eintrittsalter der Hörschädigung stellt die Kommunikation dabei ganz besondere Anforderungen an das Rettungsteam.

4.10.1 Definitionen

Hörschädigung ist nicht gleich Hörschädigung! Wer von Geburt an nicht hören kann, hat bei der Kommunikation meist andere Bedürfnisse als jemand, der erst nach dem Erlernen der Lautsprache ertaubt ist, oder als ein Patient, der noch teilweise hören kann. Folgende Gruppen sollten daher unterschieden werden:

- schwerhörige Menschen,
- ertaubte Menschen,
- gehörlose Menschen.

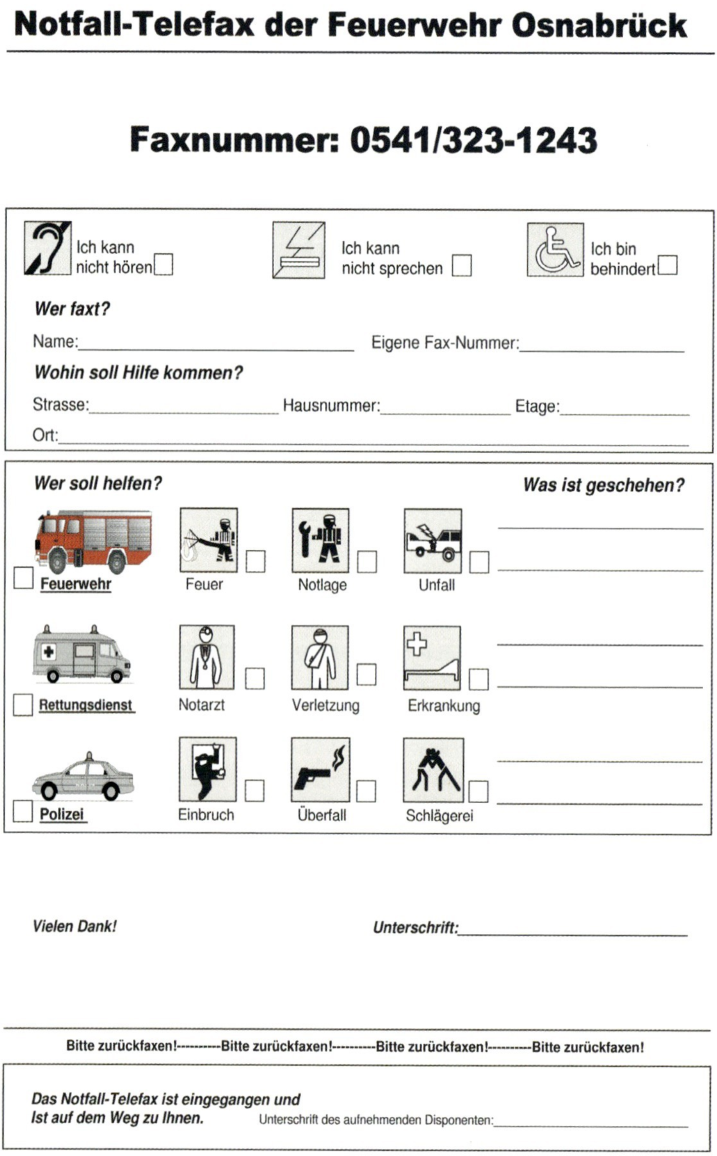

Notfall-Telefax der Feuerwehr Osnabrück

Faxnummer: 0541/323-1243

Ich kann nicht hören ☐ — Ich kann nicht sprechen ☐ — Ich bin behindert ☐

Wer faxt?

Name:__________ Eigene Fax-Nummer:__________

Wohin soll Hilfe kommen?

Strasse:__________ Hausnummer:__________ Etage:__________

Ort:__________

Wer soll helfen? / ***Was ist geschehen?***

Wer soll helfen?			
☐ Feuerwehr	Feuer ☐	Notlage ☐	Unfall ☐
☐ Rettungsdienst	Notarzt ☐	Verletzung ☐	Erkrankung ☐
☐ Polizei	Einbruch ☐	Überfall ☐	Schlägerei ☐

Vielen Dank! *Unterschrift:*__________

Bitte zurückfaxen!---------Bitte zurückfaxen!---------Bitte zurückfaxen!---------Bitte zurückfaxen!

Das Notfall-Telefax ist eingegangen und Ist auf dem Weg zu Ihnen. Unterschrift des aufnehmenden Disponenten:__________

Abb. 26 ▶ Notfall-Fax (Quelle: K. Büdenbender, DSB)

Eine Schwerhörigkeit kann angeboren oder im Laufe des Lebens erworben worden sein. Wir kennen etwa die Altersschwerhörigkeit, die Lärmschwerhörigkeit oder die Schwerhörigkeit nach einem Knalltrauma. Schwerhörige können den Hörverlust zumindest teilweise mit einem Hörgerät ausgleichen. Sie haben die Schriftsprache erlernt und kennen auch den Klang der gesprochenen Sprache. Zum Verstehen ihres Gesprächspartners benötigen Schwerhörige eine möglichst ruhige Umgebung. Viele sind zusätzlich auf das so genannte Mundbild des Sprechers angewiesen. Menschen mit einer Ertaubung kennen ebenfalls noch den Klang der Sprache, haben die Schriftsprache erlernt und können verständlich sprechen. Die Ertaubung kann auf Grund einer Krankheit oder eines Unfalls plötzlich eingetreten oder Folge einer fortschreitenden Schwerhörigkeit sein. Ertaubte verstehen gesprochene Sprache allein durch das so genannte Absehen der Sprache vom Mund. Dies ist jedoch nur teilweise möglich und hängt wesentlich von der Rücksichtnahme des Sprechers ab. Unter Gehörlosigkeit versteht man eine angeborene oder noch vor dem Spracherwerb eingetretene Taubheit. Wenn Gehörlose sprechen, ist das für Außenstehende manchmal schwer verständlich. Da die Laut- und die Schriftsprache ohne das Hören schwer zu erlernen sind, haben auch manche erwachsene Gehörlose einen eingeschränkten Wortschatz und sind unsicher im Umgang mit der Grammatik. Dadurch kann unter Umständen auch eine schriftliche Verständigung erschwert sein. Untereinander kommunizieren viele Gehörlose in Gebärdensprache. Zum Gespräch mit Ärzten sollten deshalb nach Möglichkeit Gebärdensprachdolmetscher hinzugezogen werden.

Die erste Schwierigkeit für den Helfer besteht meist darin, die Hörschädigung des Patienten überhaupt zu erkennen. Nach außen hin ist dieses Handicap oft nicht sichtbar, allenfalls ein Hörgerät oder ein so genanntes Cochlearimplantat könnte darauf hinweisen, doch tragen gerade Gehörlose häufig keine Hörhilfe. Manche modernen Hörgeräte sind zudem so klein, dass sie sich vollständig im Ohr befinden (IdO-Geräte) und damit fast unsichtbar sind. Schließlich könnte die Hörhilfe auch während des Unfallgeschehens abgefallen sein. Der Patient selbst ist vielleicht nicht in der Lage, Hinweise auf seine Hörschädigung zu geben oder »vergisst« dies in der Aufregung. Darum sollte das Rettungsteam bei Anzeichen für eine gestörte Kommunikation immer an die Möglichkeit denken, dass der Patient hörgeschädigt sein könnte.

4.10.2 Hinweise auf eine Hörschädigung des Patienten

- Der Patient weist selbst mündlich oder mit Zeichen darauf hin.
- Er trägt ein Hörgerät oder ein Cochlearimplantat (zu erkennen an dem runden Plastikteil, das magnetisch am Kopf des Patienten hinter dem Ohr befestigt ist). Ist das Gerät abgefallen, sollte man nach Möglichkeit danach suchen und es dem Patienten mitgeben.
- Der Patient reagiert auf gesprochene Fragen und Anweisungen nur, wenn er das Gesicht und den Mund des Sprechers sehen kann.
- Der Patient ist bei Bewusstsein, reagiert aber gar nicht auf gesprochene Fragen und Anweisungen, weil er sich nicht auf das Absehen von den Lippen konzentrieren kann.

- Die Aussprache des Patienten ist undeutlich und/oder seine Lautstärke der Situation nicht angepasst.
- Der Patient spricht selbst nicht, benutzt aber die Gebärdensprache.

Ist anzunehmen, dass der Patient hörgeschädigt ist, bedarf er besonderer Zuwendung, um sich in der für ihn sehr stressigen Ausnahmesituation nicht alleine gelassen zu fühlen. Sollte er gehörlos oder taub sein, so nimmt er von seiner Umwelt nur wahr, was er sieht, riecht und fühlt. Eine beruhigende Stimme oder Zurufe erreichen ihn nicht. Entfernt sich ein Helfer von ihm und sagt mit bereits abgewandtem Gesicht »Ich bin sofort wieder da«, merkt der gehörlose/ertaubte Patient nur, dass er alleine zurückbleibt. Dies kann unnötige Ängste erzeugen und zu Reaktionen führen, die hörende Helfer nicht ohne weiteres nachvollziehen können. Es ist darum sehr wichtig, hörgeschädigte Patienten zu beruhigen, für sie sichtbar zu sein und eine gemeinsame Kommunikationsbasis mit ihnen zu finden!

4.10.3 Art und Grad der Hörschädigung

Auf welche Weise die Kommunikation mit einem hörgeschädigten Patienten am besten funktioniert, hängt von der jeweiligen Situation und den individuellen Fähigkeiten des Patienten ab. Eine wichtige Rolle spielen dabei Art und Grad der Hörschädigung sowie das Eintrittsalter des Patienten bei der Schädigung seines Gehörs.

- Leicht schwerhörige Menschen können meistens noch deutlich und nicht zu leise gesprochene Sprache hören und verstehen.
- Bei einer mittelgradigen Schwerhörigkeit ist normales Sprechen ohne Hilfsmittel nur als leises Geräusch wahrzunehmen. Mit Hörgeräten kann der Patient in der Regel gesprochene Sprache verstehen.
- Hochgradig schwerhörige Menschen brauchen auch mit Hörgeräten den Blick auf den Mund des Gesprächpartners, um von den Lippen absehen zu können.
- Gehörlose und Ertaubte sind vollständig auf visuelle Kommunikation angewiesen.

Diese grobe Einteilung dient allerdings nur zur Orientierung. Entscheidend sind die tatsächlichen Fähigkeiten und Bedürfnisse des jeweiligen Patienten! Das gilt auch für den Fall, dass er Hörgeräte oder ein Cochlearimplantat (CI) trägt. Das Vorhandensein einer technischen Hörhilfe alleine lässt nicht darauf schließen, dass der Patient gesprochene Sprache versteht. Manche Hörgeschädigte nutzen diese Geräte nur, um laute Geräusche, wie etwa das Hupen eines Autos – damit wahrzunehmen. Bestehen Zweifel darüber, wie viel der Patient hören und verstehen kann, sollten die Helfer davon ausgehen, dass er den direkten Sichtkontakt mit dem Sprecher benötigt.

4.10.4 Mit hörgeschädigten Patienten sprechen

Beachten Sie im Gespräch mit hörgeschädigten Patienten die folgenden Regeln:

- Stellen Sie immer erst einen Blickkontakt mit dem Patienten her, bevor sie mit ihm kommunizieren. Machen Sie ihn gegebenenfalls auf sich aufmerksam, beispielsweise durch Winken mit der Hand oder durch eine Berührung an der Schulter. Niemals jedoch sollten Sie von hinten an den Verletzten herantreten, denn da er Sie nicht hören kann, wird es sich sehr erschrecken. Wenden Sie dem Patienten beim Sprechen immer und dauerhaft Ihr Gesicht zu. Schauen Sie währenddessen nicht weg.

- Ihr Gesicht und vor allem Ihr Mund müssen gut zu erkennen sein. Es ist wichtig, dass dies auch im Dunkeln beachtet wird, achten Sie deshalb auf eine richtige Beleuchtung! Ein zu starker Bart oder ein Kaugummi erschweren das Absehen von den Lippen. Ein Mundschutz macht es unmöglich.
- Sprechen Sie langsam, aber nicht im Zeitlupentempo. Bemühen Sie sich um ein deutliches Mundbild. Wählen Sie eine normale Lautstärke. Brüllen hat keinen Zweck, es verzerrt nur die Mundpartie. Sprechen Sie Hochdeutsch, keinen Dialekt.
- Nennen Sie zuerst das Thema, über das Sie reden werden.
- Bilden Sie kurze, klare Sätze. Machen Sie ab und zu kleine Pausen, damit der Patient die Information verarbeiten kann. Reden Sie nicht »wie ein Wasserfall«.
- Vermeiden Sie Fachausdrücke und Fremdwörter.
- Verwenden Sie natürliche Gesten, reden Sie ein bisschen »mit Händen und Füßen«. Zeigen Sie auf die gemeinten Körperstellen.
- Nutzen Sie Papier und Stift bei der Kommunikation. Schreiben Sie Stichworte auf oder machen Sie Skizzen.
- Fragen Sie nach, ob der Patient Sie verstanden hat!

Je nach seinem Hörvermögen wird der Patient mehr oder weniger darauf angewiesen sein, die Worte vom Mund des Rettungsdienstpersonals abzusehen. Dieses »Absehen von den Lippen« ist schwierig und sehr anstrengend. Einige der gesprochenen Laute unterscheiden sich im Mundbild überhaupt nicht voneinander. Der Patient muss bei solchen Sätzen aus dem Kontext schließen, welches Wort gemeint ist. Das ist schon unter optimalen Bedingungen eine sehr anspruchsvolle Aufgabe, da man nur etwa 25 – 30 % der Sprachlaute aus dem Deutschen von den Lippen absehen kann. In einer Stresssituation beansprucht dies den Patienten aufs Äußerste. Die Gefahr von Missverständnissen ist darum bei einer rein mündlichen Kommunikation groß. Auch in der umgekehrten Richtung – vom Patienten zum Helfer – kann es Probleme bei der Kommunikation geben. Menschen, die mit einer starken Hörschädigung aufgewachsen sind, konnten sich als Kleinkinder beim Sprechen wenig oder gar nicht selbst hören. Manche haben darum noch als Erwachsene eine undeutliche Aussprache und sind schwer zu verstehen (was manchmal fälschlicherweise als Hinweis auf eine Hirnschädigung oder übermäßigen Alkoholkonsum interpretiert wird). Hier hilft es wiederum, wenn der Patient sich mit Zeigen, Mimik und Körpersprache sowie kurzen Notizen verständlich macht.

Die Schwierigkeiten im gegenseitigen Verstehen sollten keinesfalls dazu führen, dass der Patient weniger informiert oder aufgeklärt wird. Das Rettungsteam sollte auch hörgeschädigte Menschen genauso ernst nehmen wie jeden anderen Patienten. Das mag selbstverständlich erscheinen, entspricht aber leider in vielen Fällen nicht den tatsächlichen Erlebnissen von Gehörlosen, Schwerhörigen oder Ertaubten.

4.10.5 Maßnahmen in Präklinik und Klinik

Vor dem Einleiten medizinischer Maßnahmen sollte das medizinische Personal dem Patienten erklären und am besten kurz zeigen, was es vorhat. Andernfalls besteht das Risiko, dass der Hörgeschädigte durch einen aus seiner Sicht unvermittelten Kontakt erschrickt und eventuell zusammenzuckt. Benutzt der Patient die Gebärdensprache, ist darauf zu achten, dass seine Hände und Arme so weit wie möglich frei beweglich bleiben. Werden sie auf der Trage festgeschnallt oder durch einen Zugang eingeschränkt, wirkt das für einen Gehörlosen oder Ertaubten wie ein Knebel im Mund. Hat der Patient ein Hörgerät oder ein Cochlearimplantat, sollte es ihm mitgegeben werden – und sei es nur zur möglichst bald erfolgenden Reparatur. Bei der Einlieferung ins Krankenhaus oder der Übergabe des Patienten in die Obhut einer anderen Person sollte das Rettungsteam auf die Hörschädigung hinweisen und gegebenenfalls Ratschläge für die erste Kommunikation geben. Es ist sinnvoll, einen entsprechenden Hinweis gut sichtbar in die Krankenakte aufzunehmen. Trägt der Patient ein Cochlearimplantat, können Untersuchungen am Kopf, bei denen ein starkes Magnetfeld auftritt, wegen der implantierten Teile eventuell nicht oder nur eingeschränkt durchgeführt werden. Viele CI-Träger haben einen Ausweis mit entsprechenden Hinweisen bei sich. Im Zweifelsfalle sollte zuvor die Herstellerfirma kontaktiert werden.

4.10.6 Gebärdensprachdolmetscher

Nach dem Sozialgesetzbuch I, §17 (2) haben Hörgeschädigte bei Arztbesuchen und Krankenhausaufenthalten das Recht auf einen Gebärdensprachdolmetscher oder eine andere für die Kommunikation notwendige Hilfe:

> *»Hörbehinderte Menschen haben das Recht, bei der Ausführung von Sozialleistungen, insbesondere bei ärztlichen Untersuchungen und Behandlungen, Gebärdensprache zu verwenden. Die für die Sozialleistung zuständigen Leistungsträger sind verpflichtet, die durch die Verwendung der Gebärdensprache und anderer Kommunikationshilfen entstehenden Kosten zu tragen.«*

Der Einsatz eines Gebärdensprach- oder Schreibdolmetschers erleichtert Arzt, Pflegepersonal und Patienten die Kommunikation miteinander beträchtlich. Eine Liste der Vermittlungszentralen in den einzelnen Bundesländern findet sich im Anhang des Buches. Bis bei einem Notfall ein geschulter Dolmetscher vor Ort bzw. im Krankenhaus ist, vergeht wertvolle Zeit, in der die Kommunikation mit einem die Gebärdensprache nutzenden Patienten nur provisorisch möglich ist. Daher wäre es wünschenswert, wenn in jeder Arbeitsschicht des Rettungsdienstes ein Mitarbeiter mit den Grundzügen der Gebärdensprache vertraut wäre und diese Zeitspanne überbrücken könnte. Einen ersten Eindruck von der Deutschen Gebärdensprache vermittelt die folgende Internetseite:

http://www.visuelles-denken.de

Hier werden auch Tipps zum Umgang mit gehörlosen Patienten gegeben. Kurse in Gebärdensprache werden von Volkshochschulen und privaten Instituten angeboten. Für eine sichere Verständigung in der Gebärdensprache – ohne Missverständnisse – ist jedoch jahrelange Erfahrung notwendig. Der Besuch einiger Kurse ersetzt darum keinen professionellen Dolmetscher! Sind die Angehörigen des Patienten ebenfalls hörgeschädigt, ist es unter Umständen nicht möglich, sie telefonisch zu benachrichtigen. Als Alternative bietet sich ein Fax an, auf dem für Rückfragen der Name eines Ansprechpartners und die Faxnummer des Krankenhauses stehen sollten. Die Nachricht selbst sollte in kurzen, klaren und direkt formulierten Sätzen verfasst sein. Da der Angehörige in der Aufregung vermutlich nicht daran denken wird, selbst einen Dolmetscher zu bestellen, könnte man ihm dies bei der Benachrichtigung anbieten. Neben dem Fax ist auch die Telekommunikation per SMS über Handy bei Hörgeschädigten weit verbreitet. Weil hiermit leider viele dumme Scherze gemacht werden, sollte die Nachricht wiederum eine Handy- sowie eine Faxnummer für Rückfragen enthalten.

4.10.7 Taubblinde Patienten

Verliert ein blinder Mensch sein Gehör, erblindet ein stark Hörgeschädigter oder – in selteneren Fällen – wird jemand mit stark eingeschränktem bzw. ganz ohne Seh- und Hörvermögen geboren, ist weder eine sprechbasierte noch eine visuelle Kommunikation möglich. Die Verständigung mit Taubblinden verläuft meistens über das Lormen-Alphabet, bei dem verschiedene Berührungen der Hand für die einzelnen Buchstaben stehen, oder über abgefühlte Gebärden, indem der Taubblinde seine Hände auf die Hände des Gesprächpartners legt. Je nach ihren individuellen Fähigkeiten können manche Taubblinde sich selbst über Sprechen oder Gebärden verständlich machen. Für das Rettungsteam ist es allerdings außerordentlich schwierig, dem Patienten etwas mitzuteilen. Der Taubblinde weiß deshalb nicht, was um ihn herum oder mit ihm geschieht. Um ihn zu beruhigen und zu signalisieren, dass jemand da ist, sollte ein Helfer ständig einen Berührungskontakt zu dem Patienten halten, beispielsweise durch eine Hand auf der Schulter. Mit sanftem Drücken und Schieben kann er den Patienten zur Mitarbeit auffordern, wenn dieser beispielsweise seine Stellung ändern, sich auf die Trage legen oder aufstehen soll. Taubblinde Menschen werden meistens von Begleitpersonen betreut. Diese sollten umgehend verständigt werden und bei der weiteren Behandlung anwesend sein!

Wichtige Regeln beim Umgang mit Patienten mit Hörschädigung

- Die Sprache gut artikulieren, langsam und deutlich, aber nicht übertrieben und in klaren, kurzen Sätzen sprechen. Hörgeschädigte müssen beim Hören wesentlich mehr denken, das heißt kombinieren. Dies bedeutet Konzentration und Anstrengung für die Betroffenen. Günstig ist es, dem Betroffenen vorher den Inhalt des Gespräches oder ein Stichwort zu nennen, dann weiß er, worum es geht.
- Dem Hörgeschädigten bei der Unterhaltung immer direkt ins Gesicht sehen, da viele Hörgeschädigte das Mundbild (Absehen von den Lippen) als Unterstützung brauchen. Prinzipiell ist das Kauen von Kaugummi bei der Unterhaltung mit dem Betroffenen eine Unart und erschwert hörgeschädigten Menschen zusätzlich das Verstehen.

- Beim Sprechen dürfen die Einsatzkräfte nicht im Gegenlicht stehen, da ihr Gesicht gut erkennbar sein soll.
- Beim Sprechen niemals schreien oder laut sprechen, schon gar nicht bei einer Nachfrage des Hörgeschädigten. Das Verstehen wird dadurch nicht erleichtert, sondern schlechter und verzerrter. Hörgeschädigte sind lärmempfindlicher als normal hörende Menschen.
- Vor dem Gespräch Blickkontakt mit dem Betroffenen aufnehmen und erst dann zu sprechen beginnen. Hörgeschädigte sollen niemals von hinten angesprochen werden. Eventuell das Gespräch mit einem Handzeichen beginnen, um dem Hörgeschädigten mitzuteilen, dass man etwas von ihm möchte. Auch bei der Benutzung von Hörgeräten brauchen Hörgeschädigte zum Verstehen das Gesicht des Gesprächspartners.
- Bei einem Gespräch sollen niemals Nebenbemerkungen gemacht werden, ebenso soll man sich beim Sprechen mit dem Betroffenen keiner anderen Person zuwenden. Hörgeschädigte hören dann zwar etwas, verstehen es aber nicht und könnten es so auffassen, als seien die Äußerungen gegen sie gerichtet. Das macht misstrauisch und stört das notwendige Vertrauensverhältnis zwischen dem Hörgeschädigten und den Einsatzkräften.
- Etwas anzusehen und gleichzeitig zuzuhören ist für einen Hörgeschädigten sehr problematisch. Daher ist es besser, dem Betroffenen zuerst etwas zu zeigen und erst dann über das Thema zu sprechen (z. B. beim Unterzeichnen eines Formulars)
- Fragt der Hörgeschädigte nach oder hat er das Gesagte missverstanden, ist nicht mehr Lautstärke für das bessere Verstehen erforderlich, sondern es ist ausreichend, den Satz langsam zu wiederholen.
- Um Missverständnissen vorzubeugen sollen die Einsatzkräfte einem Hörgeschädigten keine Fragen stellen, die mit »Ja« oder »Nein« zu beantworten sind. Hörgeschädigte neigen in der Regel dazu, vorschnell mit »Ja« oder »Nein« zu antworten.
- Wichtige Informationen werden dem Hörgeschädigten nur schriftlich weitergegeben. Schwierig zu verstehen sind für Hörgeschädigte Adressen, Telefonnummern und die Uhrzeit, denn diese Angaben haben keinen logischen Aufbau. Bei solchen Informationen müssen sich die Einsatzkräfte vergewissern, ob sie richtig verstanden wurden.
- Bei einem Gespräch mit hörgeschädigten Menschen werden Nebengeräusche als besonders störend empfunden. Während der Unterhaltung sollte daher kein Radio, bzw. keine Hintergrundmusik laufen. Auch eine Unterhaltung mit Dritten soll nicht stattfinden. Bei plötzlichem Lärm kann die Wiederholung des Satzes notwendig werden.
- Bei einer Unterhaltung mit gehörlosen Menschen wird auch in Anwesenheit eines Gebärdensprachdolmetschers das Gespräch direkt mit dem Betroffenen geführt und nicht in Richtung des Vermittlers. Sollte kein Vermittler anwesend sein und keine ausreichende Kommunikation zu Stande kommen, kann man sich gegebenenfalls mit dem Gehörlosen auch schriftlich verständigen. Hierbei ist jedoch unbedingt zu berücksichtigen, dass Gehörlose nicht in jedem Fall der Schriftsprache mächtig sind. Gehörlose verwenden einen Satzbau, der dem der Gebärdensprache entspricht. Diese Schreibweise ergibt für normal Hörende oft keinen Sinn und ist schwer zu verstehen.
- Hörgeschädigten nähert man sich grundsätzlich niemals von hinten.

(Quelle: Deutscher Schwerhörigenbund e.V.)

An dieser Stelle sei Herrn Klaus Büdenbender für wertvolle Hinweise zu diesem Kapitel gedankt.

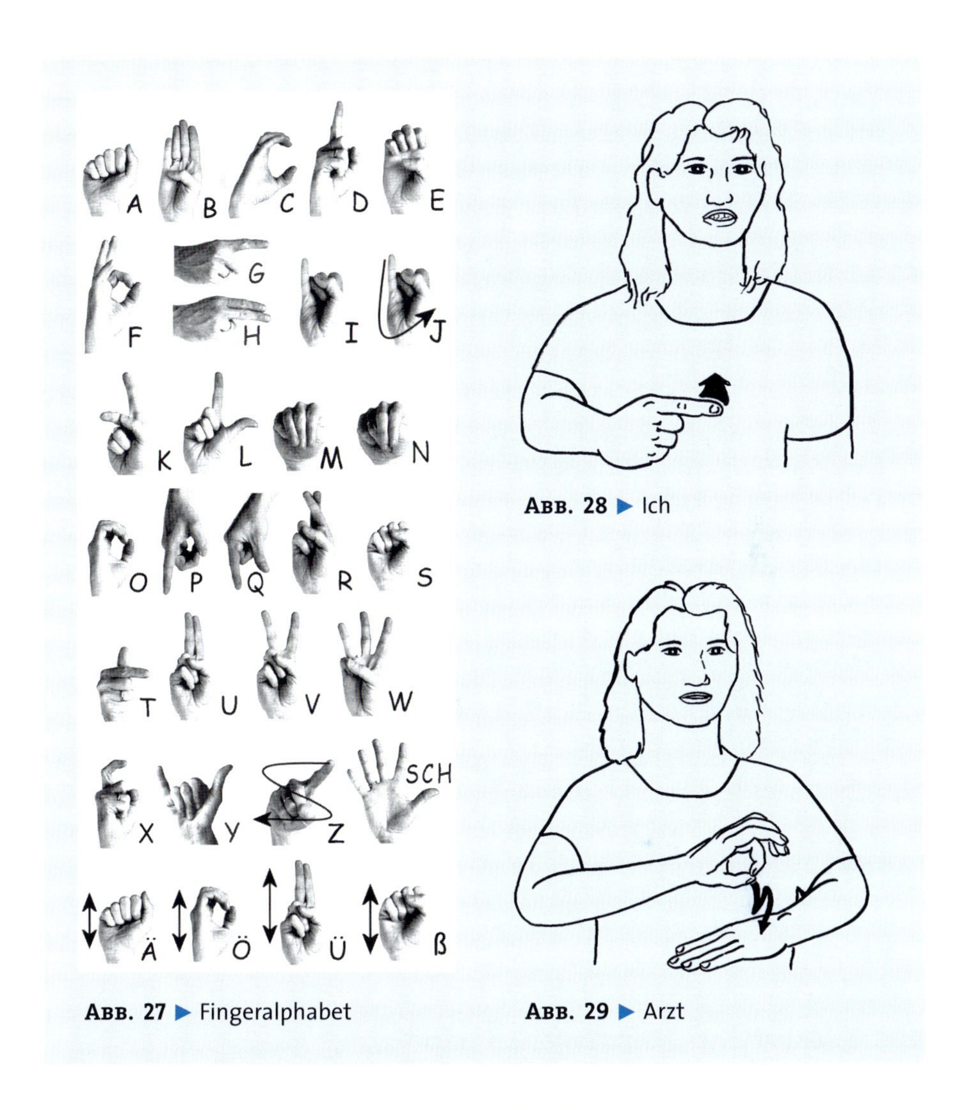

Abb. 27 ▶ Fingeralphabet

Abb. 28 ▶ Ich

Abb. 29 ▶ Arzt

4.11 Kommunikation mit Aphasikern

M. Bastigkeit

Lesen, Schreiben, Sprechen, Sprachverständnis, Buchstabieren, Zählen, Rechnen – all diese Fähigkeiten können beim Aphasiker gestört sein. Er fühlt sich hierdurch allein gelassen und eingesperrt in einen Käfig der Sprachlosigkeit, aus dem er nicht fliehen, sich nicht mitteilen kann. Menschen mit Aphasie können sich nicht mit Sprache mitteilen.

Geschulte Logopäden können die Kommunikationsfähigkeit eines Aphasikers deutlich verbessern. Es gibt in Deutschland jedoch viel zu wenig Sprachtherapeuten. Deshalb hat das Rettungsteam auch mit Aphasikern als Patienten zu tun. Der Betroffene fühlt sich durch den plötzlich eingetretenen Verlust der Sprache hilflos, ausgeliefert und entwickelt

Ängste. Stumme können sich noch durch das Schreiben von Botschaften mitteilen, Aphasiker oft nicht. Sie können ihren Kommunikationspartner nicht einmal mehr mitteilen, dass sie nicht kommunizieren können. Deshalb ist Aphasie ein komplexes Geschehen, das zu multiplen Persönlichkeitsveränderungen führt. Ob globale, Broca-, Wernicke- oder amnestische Aphasie – das Bild dieser Erkrankung ist vielfältig.

4.11.1 Konzentrationsstörungen »killen« die Kommunikation

Die Patienten ermüden häufig rasch, leiden unter Konzentrationsstörungen und Störungen der Merkfähigkeit, sind affektlabil, leicht reizbar und gelegentlich aggressiv. Versuche mit Zeichensprache haben sich beim Erwachsenen als nicht erfolgreich erwiesen. Für den Aphasiker scheint es schwieriger zu sein, eine neue Kommunikationsform zu erlernen, als wieder einen begrenzten normalen Wortschatz aufzubauen. Einige Betroffene bleiben trotz vielfältiger und intensiver therapeutischer Bemühungen aphasisch, andere lernen, wieder weitgehend normal zu kommunizieren. Die amerikanischen Politiker Eisenhower und Churchill sind Beispiele hierfür.

Ein wichtiger Tipp für die Kommunikation mit Aphasikern: Lassen Sie den Betroffenen »auskommunizieren«. Wenn Sie an seiner Stelle sprechen oder versuchen, seine möglichen Gedanken oder Absichten in Worte zu kleiden, untergraben Sie sein Selbstvertrauen noch stärker. Halten Sie sich mit Wortvorschlägen so lange wie möglich zurück. Unterbrechen ist tabu. Nur bei hartnäckigen Wortwiederholungen sollten Sie die Bremse ziehen. Oft können sich Aphasiker singend wesentlich besser verständigen, als sprechend. Machen Sie einen Versuch und schlagen ihm diese Alternative vor.

Merke

Obwohl Empathie und ein vorsichtiges Vorgehen bei der Kommunikation wichtig sind, sollten Sie den Aphasiker nicht »in Watte packen«. Täuschen Sie nicht vor, etwas verstanden zu haben, wenn dem nicht so ist.

4.11.2 Mehrfaches Nachfragen ist wichtig

Wenn Sie dem Patienten eine Maßnahme erklären, fragen Sie mehrfach nach, ob er ihre Ausführungen wirklich verstanden hat. Oft geben Aphasiker durch nonverbale Gesten nur vor, dass Ihnen alles klar ist. Viele Betroffene verstehen schlechter, als sie es Ihnen gegenüber zugeben. Jede Störung im Sprechzimmer führt auch zu einer Störung der Kommunikation. Sorgen Sie deshalb dafür, dass der Patient nach Möglichkeit abgeschirmt ist und nur einen direkten Ansprechpartner hat.

Machen Sie sich immer wieder bewusst: Nicht das Denken und der Geist sind beim Betroffenen gestört, sondern die Kommunikationsfähigkeit. Die intellektuellen Fähigkeiten sind meist nicht betroffen. So möchte der Aphasiker auch behandelt werden. Gerade in Gegenwart von Angehörigen oder dem Rettungsteam wird oft der Fehler gemacht, so über den Kranken zu sprechen, als wenn er gar nicht anwesend wäre. Beziehen Sie ihn immer in das Gespräch mit ein.

Tipps zur Kommunikation mit Aphasikern

- Unterbrechen Sie den Patienten bei Unverständnis nicht, der Sinn kann sich nachträglich ergeben.
- Achten Sie darauf, dass Sie Blickkontakt zum Patienten haben.
- Beobachten Sie genau und achten Sie auf nonverbale Äußerungen.
- Setzen Sie selber nonverbale Signale ein, variieren Sie Tonfall, Mimik, zeigen Sie Schrift und Bilder.
- Erhöhen Sie nicht Ihre Lautstärke.
- Verwenden Sie bei Unverständnis eine andere Formulierung.
- Stellen Sie keine offenen Fragen oder Alternativfragen.
- Vermeiden Sie abrupten Themenwechsel.
- Stellen Sie stattdessen Ja-Nein-Fragen.

5 Kommunikation bei der Anamnese

P.G. Knacke

5.1 Die Anamnese – der wichtigste Weg zur Diagnose

Zur Diagnose von Erkrankungen und Verletzungen stehen verschiedenste diagnostische Hilfsmittel zur Verfügung, doch wegweisend für eine gezielte Diagnostik und entsprechende Therapie ist das vorherige Gespräch zwischen Patient und medizinischem Fachpersonal, die so genannte Anamnese. Hierbei kommunizieren einander meist unbekannte Personen über sehr vertrauliche Dinge. Beim wachen, orientiertem Patienten wird dieser selbst befragt, ansonsten sind beispielsweise Angehörige oder Zeugen eines Unfallherganges zu befragen. In diesem Fall spricht man von Fremdanamnese. Unter dem Zeitdruck einer möglichen Vitalgefährdung steht die Anamnese in der Notfallmedizin leider meist unter einem nicht zu unterschätzenden Zeitdruck und ist dennoch wegweisend für die Diagnose.

5.1.1 Der Patient

Der Patient sucht Hilfe und präsentiert medizinischem Personal oder Dritten auf entsprechende Weise die ihn plagenden Symptome. Es folgt das Absetzen des Notrufes. An dieser Stelle kann – wenn der Notruf durch Dritte getätigt wird – die weitergeleitete Information bereits verfälscht werden. Zur Einschätzung der Notfallsituation werden dem Meldenden vom Leitstellenpersonal wenige standardisierte Fragen zu der Notfallerkrankung gestellt. Diese muss der Anrufende verstehen und wird sie dann entsprechend beantworten. Dabei ist es notwendig, eine gemeinsame Sprache zu sprechen. Die Frage nach pektanginösen Beschwerden oder Palpitationen wird nicht von allen verstanden; einfacher ist es, nach Beschwerden im Brustkorb oder Herzstolpern zu fragen. Nach Absetzen des Notrufes vergeht die Wartezeit bis zur Ankunft der Hilfeleistenden, also des Rettungsdienstes, möglicherweise der Feuerwehr oder auch des kassenärztlichen Notdienstes. Trifft das Team schließlich beim Patienten ein, weiß dieser zunächst oftmals nicht, wer welche Funktion bekleidet, ob Arzt, Rettungsassistent oder Rettungssanitäter die Erstversorgung vornehmen. Eine gut lesbare Kennzeichnung ist daher sinnvoll, wenn sie auch in Notfallsituationen erfahrungsgemäß oft übersehen wird. Während der Anamneseerhebung beginnt bereits routiniert und zügig die weitere Diagnostik zur Einschätzung der Vitalfunktionen und des Ausgangsbefundes. Der Patient möchte sich umfassend mitteilen und seine Symptome schildern, das Fachpersonal versucht dagegen, Symptomkomplexe checklistenartig erneut abzufragen und unterbricht den Patienten möglicherweise in der Schilderung seiner Beschwerden. Diese Diskrepanz gilt es zu bewältigen. Damit der Patient sich völlig frei mitteilen mag und kann, ist ein Vertrauensaufbau unabdingbar.

5.1.2 Medizinisches Fachpersonal

Für den Aufbau einer Beziehung zum Patienten ist die persönliche Vorstellung mit Nennung des Namens und der Funktion unerlässlich. Da das Gespräch mit dem Patienten im

Rettungsdienst zeitgleich mit der Erhebung erster Befunde verläuft, ist der Patient über diese Vorgehensweise und über einzelne Maßnahmen, die vorgenommen werden, aufzuklären. Ein höfliches, zugewandtes Auftreten muss selbstverständlich sein. Ein konzentriertes Zuhören während der Schilderung der Beschwerden vermittelt erstes Vertrauen. Da das Ziel in der Diagnose und der Therapie zur Linderung der Beschwerden besteht, muss während der Anamneseerhebung allerdings unterbrechend gezielt nachgefragt werden. Dies zeigt dem Patienten neben Mitgefühl auch eine Sorgfalt in der Versorgung und wirkt beruhigend. Die Kommunikation hat dem Patienten angepasst zu geschehen; die freie Schilderung des Patienten zeigt dessen Artikulationsvermögen und sein Verständnis von der Erkrankung.

5.2 Patientenadaptierte Kommunikation

Die Art und Weise des ersten Umgangs mit einem Patienten ist geprägt von dem Eindruck, den dieser bei den Rettungsassistenten hinterlässt. Da dieser zur gemeinsamen Kommunikation die Sprache des medizinischen Fachpersonals verstehen muss, sind alle Fragen in der Sprache des Patienten zu stellen. So sind medizinische Fachtermini bei einer Befragung medizinisch nicht vorgebildeter Personen zu vermeiden. Im Kontakt mit ausländischen Patienten ist nicht nur die Sprachbarriere ein Hindernis, auch Scham oder Unkenntnis kultureller Besonderheiten können störend sein.

Beispiel:
Ein Beispiel mag Schwierigkeiten innerhalb der Kommunikation aufgrund unterschiedlicher Sprachkenntnisse darstellen: Ein Patient mit Bauchschmerz, der ausschließlich der französischen Sprache mächtig war, wurde im Rahmen der Vorstellung, dass französisch »pain« wie im Englischen »Schmerz« bedeute, gefragt: »Ou est le pain?« Da dieser Satz »Wo ist das Brot?« bedeutet, führte die Äußerung verständlicherweise zu Verwirrung am Einsatzort. Der Patient schaute die Rettungsdienstmitarbeiter ratlos an – was er dachte, wissen wir nicht.

Insbesondere die Befragung von erkrankten oder verunfallten Kindern ohne die Anwesenheit von Angehörigen oder die Anamnese von behinderten Menschen erfordert viel Erfahrung und Einfühlungsvermögen. Zum Abbau von Ängsten können beispielsweise Puppen zur Befragung und zur Untersuchung sehr hilfreich genutzt werden.

5.3 Allgemeine Anamnese

Die Patientendaten – der Name, das Geburtsdatum und der Wohnort – werden gleich nach der persönlichen Vorstellung erfasst. Während der Kontaktaufnahme erfolgt im Unterbewusstsein des Rettungsdienstmitarbeiters bereits die Wahrnehmung der Umgebung des Notfallortes. Dabei liefert das soziale Umfeld möglicherweise relevante Zusatzinformationen. Doch kann man sich hierbei auch stark täuschen lassen. Ein Patient, der beispielsweise somnolent, also mit getrübtem Bewusstsein, neben einer Parkbank liegt, ist nicht zwangsläufig alkoholisiert, sondern kann ebenso einen Krampfanfall erlitten haben oder unterzuckert sein. Die Berufs- und die Familienanamnese stehen in Notfallsituationen an späterer Stelle, sollten jedoch nicht vergessen werden.

5.4 Gezielte Anamnese

Bereits der visuelle Kontakt zum Patienten kann Blickdiagnosen ermöglichen. Eine Fraktur in deutlicher Fehlstellung ist sichtbar und bedarf zur Diagnostik noch der Klärung des Unfallherganges und einer klinischen Untersuchung. Ein Sturz aus großer Höhe auf harten Untergrund lässt weitere Verletzungen vermuten, beim Stolpern während des Gehens ist der Unfallmechanismus dagegen geringer einzuschätzen. Das Hautkolorit und Gerüche werden ebenfalls wahrgenommen und bieten auf nonverbale Weise weitere wichtige Eindrücke. Die verfügbaren Informationen führen zu weiteren Fragen zur Eingrenzung der Diagnose. So werden am Symptom orientiert unter Kenntnis der Differenzialdiagnosen weitere Fragen gestellt.

Das häufige Symptom Schmerz kann vielfache Ursachen haben. Zur Eingrenzung dieses Symptoms sind beispielsweise die Schmerzlokalisation, der Beginn, die Stärke, der Charakter, der Verlauf und eine mögliche Ausstrahlung zur weiteren Eingrenzung abzufragen. Letztendlich kann man durch gezielte Befragung nur Erkrankungen diagnostizieren, die man selbst kennt und dementsprechend genauer differenzialdiagnostisch abklären. Schmerz im Brustkorb ist beispielsweise ein häufiges Symptom eines Herzinfarktes, aber auch eine Aortendissektion kann ähnliche Beschwerden hervorrufen. Oftmals kommt es hierbei zu einer Ausstrahlung in den Rücken, diese gilt es also abzuklären. Das 12-Kanal-EKG, die körperliche Untersuchung und klinische apparative Untersuchungsverfahren führen letztendlich zur endgültigen Diagnose.

5.5 Art der Befragung

Nachfolgend werden unterschiedliche Möglichkeiten der Befragung dargestellt, die eine Strukturierung der Anamnese ermöglichen.

5.5.1 Offene Befragung

Bei der Befragung eines Patienten sollte dieser zunächst die ihn störenden Symptome frei schildern können. Im Rettungsdiensteinsatz hat es sich bewährt, zu fragen, warum man gerufen wurde und warum der Anruf gerade zu diesem bestimmten Zeitpunkt erfolgte. Manchmal existieren Beschwerden schon über lange Zeit und der Hausarzt war trotz wiederholter Anrufe für den Patienten nicht erreichbar. Häufiger führt jedoch ein akutes Geschehen zu dem Notruf. Während der Schilderung der Symptome muss das gesamte medizinische Fachpersonal dem Patienten volle Aufmerksamkeit schenken; eine Ablenkung durch nebenher geführte Gespräche ist unbedingt zu vermeiden. Im Gegensatz zur direkten Befragung gibt der Patient auf diesem Weg ungefilterte Informationen. Dennoch ist zu beachten, dass der Patient seine Krankengeschichte an den Frager anpasst, so dass eine erneute Befragung oftmals zu einer völlig neuen Version der Krankheitsgeschichte führen kann.

5.5.2 Suggestivfragen

Eine Frage, die die Antwort bereits beinhaltet, ist eine Suggestivfrage, eine sog. »leading question«. Wenn bei einem Patienten der Verdacht auf einen Herzinfarkt besteht und ihm die Frage »Und sicher strahlt der Schmerz auch in den linken Arm aus?« gestellt wird, kann dieser die Frage kaum verneinen. Diese Art von Fragen gilt es grundsätzlich zu vermeiden.

5.5.3 Geschlossene Fragen

Fragen, die sich eindeutig beantworten lassen, erlauben eine Eingrenzung der Antwortmöglichkeiten. Zu ihnen zählt beispielsweise die Frage nach dem Beginn und der Häufigkeit von Beschwerden. Auch Fragen, die nur die Antwortmöglichkeit »ja« oder »nein« zulassen, sind geschlossene Fragen, so beispielsweise die gezielte Erkundigung danach, ob Erbrechen auftrat.

5.5.4 Präzisierung

Nach Eingrenzung des Beschwerdebildes durch offene und gezielte Befragung ist unter Berücksichtigung des körperlichen Untersuchungsbefundes im Weiteren die Symptomatik zu präzisieren. Hierbei sind einzelne Fragen hilfreicher als komplexe, schwer zu beantwortende Fragestellungen. Bei Thoraxschmerz dient beispielsweise nach der Feststellung des Beginns, der Häufigkeit und der Art der Beschwerden die Frage nach einer Abhängigkeit von körperlicher Belastung einer weiteren Eingrenzung und weist in die Richtung pektanginöser Beschwerden. Ist der Schmerz dagegen atemabhängig, handelt es sich eher um ein der Lunge zuzuordnendes Krankheitsbild. Zur Bewertung der Schmerzintensität kann man sich einer Skala von 0 bis 10 bedienen, mit deren Hilfe der Patient den Schmerz beschreiben kann. Die Zahl 10 repräsentiert hierbei den stärksten Grad des Schmerzes. Auf diese Weise lässt sich sogar die Schmerzintensität reproduzierbar beschreiben. Häufig schweifen Patienten während der eigenen Beschreibung ihres Krankheitsbildes stark ab. Hier gilt es, die Anamnese gezielt und höflich zurück zu den eigentlichen Beschwerden zu führen. Fingerspitzengefühl in der Gesprächsführung und Übung führen letztlich zum Erfolg.

5.5.5 Vorerkrankungen

Vorerkrankungen sind grundsätzlich zu erfragen, um das aktuelle Beschwerdebild einschätzen zu können. Möglicherweise kennt der Patient das aktuelle Beschwerdebild sogar schon aus früherer Zeit. Hilfreich ist in diesem Zusammenhang auch die sorgfältige

Medikamentenanamnese. Verordnungsbögen mit einzelnen Dosierungen sind dabei sehr viel hilfreicher als in Plastiktüten gesammelte Medikamente oder sogar Pillendosen. Auch vom Beschwerdebild zunächst unabhängige Vorerkrankungen sind zu erfragen und zu dokumentieren. Über durchgeführte Operationen führen viele Patienten sogar Tagebuch.

5.5.6 Sozialanamnese

Das soziale Umfeld gibt zusätzliche wichtige Hinweise über das Leben und mögliche Erkrankungen eines Patienten. Bestimmte Berufsgruppen zeigen spezielle berufsspezifische Erkrankungen. Unzufriedenheit und Stress sind häufige psychosoziale Krankheitsauslöser.

5.5.7 Familienanamnese

Viele Erkrankungen weisen eine familiäre Häufung auf. Hierbei handelt es sich nicht nur um genetisch bedingte Erkrankungen, auch familiäre Lebensumstände, beispielsweise das Essverhalten, zählen zu den familiären Komponenten.

5.6 Nonverbale Kommunikation

Während des Gesprächs ist die Körpersprache des Patienten sehr aussagefähig, daher sind Mimik und Gestik kontinuierlich und genau zu beobachten. Die Körperhaltung des Patienten deutet auf mögliche Beschwerden hin. Krümmt sich der Patient in kurzen Abständen während des Gesprächs und ist unruhig, sind ihm seine kolikartigen Schmerzen bereits anzusehen. Geht ein Patient dagegen gelassen in der Wohnung umher, deutet dies eher auf geringe Beschwerden hin, wenn sie auch anders beschrieben werden. Während der Anamnese kann Körperkontakt zum Patienten als Ausdruck von Zuneigung sehr hilfreich sein, darf jedoch nicht belästigend oder respektlos eingesetzt werden. Ein Vermeiden des Augenkontaktes kann dabei auf Scham und Unsicherheit deuten. Die Gesichtsmimik zeigt sehr zuverlässig, ob die vom Patienten verbal geäußerten Beschwerden tatsächlich vorhanden sind oder ob sie möglicherweise sogar falsch angegeben werden.

6 Warum Gespräche misslingen

M. BASTIGKEIT

6.1 Jeder Patient will anders angesprochen werden

Ein Kind ist kein kleiner und ein Greis nicht nur einfach ein alter Erwachsener. Was für die Therapie gilt, hat auch in der Kommunikation Gültigkeit. Bei der Wahl des Sprachstils spielt die Individualität des Patienten eine wichtige Rolle. Damit der Rettungsassistent seinen Patienten richtig anspricht, sollten nach Möglichkeit seine Erkrankung, sein Alter und sein Geschlecht, sein Bildungsniveau, sein Beruf, sein sozialer Status und sein Kulturkreis berücksichtig werden. Gerade beim Erklären medizinischer Inhalte ist die ganze Kommunikationskompetenz eines Menschen gefordert. Natürlich weiß das medizinische Fachpersonal, was eine anaphylaktische Reaktion ist. Zwischen dem Wissen und der Vermittlung aber liegen didaktische Welten.

Das bereits weiter oben angeführte Beispiel zu einer eventuellen Mehrfachbedeutung des Wortes »Zugang« lässt sich auch an dieser Stelle dazu verwenden, die Wichtigkeit einer unmissverständlichen Kommunikation zu illustrieren: »Sie bekommen jetzt einen Zugang.« Für den Arzt ist klar, dass der Patient eine Venenverweilkanüle erhält. Was aber versteht der Patient unter einem »Zugang«? Für ihn tun sich eventuell folgende Fragestellungen auf:

- Kommt ein weiterer Patient ins Zimmer?
- Ist der Zugang ein Weg, den er gehen muss?
- Bekommt er etwa einen Einlauf?
- Auch der sprachliche Zugang zu einer Person – die Akzeptanz – kann gemeint sein.

Unterschiede im Sprachstil werden nicht nur von Sprachbeherrschung, Begabung oder intellektuellen Fähigkeiten abhängen, sondern von der Ganzheit des Menschen bestimmt.

> *»Ihre retrosternalen Schmerzen könnten entweder auf pektanginöse Beschwerden oder auf eine erosive Gastritis oder auf ein Ulcus ventriculi zurückzuführen sein. Wir schreiben erst mal ein EKG.«*

So der Rettungsassistent K. Ompliziert zu seinem Patienten. Ob der wohl die Botschaft verstanden hat? Wenn nicht, droht die Gefahr des Rückzuges: Der Patient will sich nicht als Unwissender outen, verliert das Vertrauen zum Rettungsteam und verweigert seine aktive Mitarbeit – die Compliance. Wie aber soll ein Patient Compliance zeigen, wenn er die an ihn gerichtete Botschaft nicht versteht?

6.2 Anforderungen an eine patientengerechte Sprache

Die Sprache, in der mit Patienten kommuniziert wird, sollte einfach sein, kurze Sätze beinhalten, anschaulich und geordnet sein und bekannte Worte verwenden. Medizinisches Fachpersonal denkt, lebt und bewegt sich im Rahmen seiner Arbeit in einer eigenen Sprache. Diese ist Ausdruck seiner Wirklichkeit. Die Wirklichkeit des Patienten aber ist eine andere. Sie ist abhängig von der jeweiligen Person, es gibt kein »Falsch« oder »Richtig«. Häufig ist der Rettungsassistent oder Notarzt der Ansicht, dem Patienten »alles« erklärt zu haben und wundert sich, wenn dieser auf eine – für den Behandelnden! – einfache Frage nicht antworten kann. Beim Patienten selbst dominiert jedoch die Erkenntnis »Darüber hat der Rettungsdienst mit mir nicht geredet!«

»Habe ich eine Sprache benutzt, in der mich mein Patient überhaupt verstehen konnte?« Diese Frage sollte sich jedes Mitglied des Rettungsteams stellen, wenn der Patient ihm mit Mimik, Gestik oder verbal zu verstehen gibt, dass Gesprächsstörungen aufgetreten sind. Einfach, gegliedert, kurz und bildhaft – auf diese Weise sollten dem Patienten Botschaften übermittelt werden.

Folgende Kriterien sollten im Gespräch mit den Patienten stets berücksichtigt werden und zur Anwendung kommen:

- *Einfachheit*: Die Verwendung von kurzen Sätzen und bekannten Wörtern ist wichtig. Wo Fachwörter unvermeidbar sind, müssen sie erklärt werden.
- *Gliederung und Ordnung*: Was Schopenhauer über das Schreiben sagte, gilt ebenso für das Sprechen: »Wenige schreiben, wie ein Architekt baut, der zuvor einen Plan entworfen und bis ins Einzelne durchdacht hat; vielmehr die meisten nur so, wie man Domino spielt.«
- *Kürze und Prägnanz*: »Da ich keine Zeit habe, Dir einen kurzen Brief zu schreiben, schreibe ich Dir einen langen …« Diese auf den ersten Blick paradox erscheinende Aussage stammt von Goethe. Es stimmt aber tatsächlich: Es ist schwieriger, sich kurz und prägnant auszudrücken, als lange Satzkonstruktionen zu bilden. Gewünscht ist allerdings auch keine Aneinanderreihung von Zweiwortsätzen im Telegrammstil. Die goldene Mitte ist richtig. Der nicht-trainierte Zuhörer kann sich an den Inhalt von Satzfolgen, die länger als 40 Sekunden dauern, nicht erschöpfend erinnern. Kürze bedeutet daher ebenfalls, viele Informationen mit wenigen Worten zu geben, allerdings nicht zu viele nacheinander.
- *Zusätzliche Stimuli*: Versuchen Sie, in Bildern zu sprechen, die der Patient versteht. Verwenden Sie dabei Begriffe, die aus dem Umfeld des Patienten stammen. So könnten Sie beispielsweise einem Mitarbeiter der Post einen Herzinfarkt folgendermaßen erklären: »Wenn Ihr Postwagen im Gang stecken bleibt, werden die dahinter liegenden Räume nicht mehr versorgt. Beim Herzinfarkt passiert in den Gefäßen etwas Ähnliches.«

»Gleichnisse dürft Ihr mir nicht verwehren, ich wüsste mich sonst nicht zu erklären.«

(Johann Wolfgang von Goethe)

6.3 Patiententypologie

Jeder Patient ist anders, will seine eigene Behandlung, und für (fast) jeden gibt es den kommunikativen Schlüssel zum Gesprächserfolg. Wenn das Grundproblem erkannt ist, das zur

Störung der Gesprächsatmosphäre geführt hat, lässt es sich leichter beheben. Einige Patienten stellen eine besondere Anforderung dar und verlangen vom Rettungsteam ein hohes Maß an kommunikativer Kompetenz. Diese Gruppen als »schwierige Patienten« zu klassifizieren, ist nicht gerecht. Vielmehr sollten sie als positive Herausforderung angesehen werden.

TAB. 14 ▶ Patiententypologie

	Problem	
Der Aggressive ◀	Selbstbestimmung	▶ Der Unsichere
Der Misstrauische ◀	Vertrauensbedarf	▶ Der Besserwisser
Der Sparsame ◀	Prestigewunsch	▶ Der Arrogante
Der Eilige ◀	Sicherheitsbedürfnis	▶ Der Ängstliche
Der Schweigsame ◀	Kontaktbedürfnis	▶ Der Redselige

Zu den »anspruchsvollen Patienten« können folgende Patientengruppen gezählt werden:

- psychosomatisch Kranke,
- chronisch Kranke,
- Schmerzpatienten,
- suizidale Patienten,
- trauernde Patienten,
- Aphasiker,
- Patienten mit Hörbehinderung,
- geistig Behinderte,
- blinde Patienten.

7 Kommunikation mit der Leitstelle

A. Hackstein

Die Leitstelle – im Folgenden steht die Bezeichnung »Leitstelle« der Einfachheit halber für alle bekannten Leitstellenformen – hat eine zentrale Bedeutung im Bereich der Gefahrenabwehr. Mit ihr erfolgt eine stetige Kommunikation. Diese findet nicht immer verbal statt, sondern kommt im Zeitalter elektronischer Übertragungsmedien oftmals auch ohne sprachliche Informationen aus, z.B. bei der Versendung »digitaler Botschaften« über ein Funkmeldesystem. Im Folgenden soll jedoch ausschließlich die sprachliche Kommunikation mit der Leitstelle, bzw. mit den Disponenten der Leitstelle, beleuchtet werden.

7.1 Wege der Kommunikation

Auf welchen Wegen findet die Kommunikation mit der Leitstelle statt? In der Leitstellenarbeit stellt das Telefonieren mit über 70% den größten Tätigkeitsanteil dar (Untersuchung der BAST: »Kommunikation im Rettungsdienst«, Heft M14). Das Personal des Rettungsdienstes kommuniziert aber wahrscheinlich mindestens genauso häufig drahtlos – also per Funk – mit dem Disponenten der Leitstelle. Seltener wird sich der direkte und persönliche Informationsaustausch ergeben, wenn nicht Leitstelle und Feuer- oder Rettungswache in einem Gebäude untergebracht sind. Der größte Anteil der Kommunikation mit der Leitstelle wird einsatzbezogen erfolgen. Die Situation des Disponenten in der Leitstelle ist – unter kommunikativen Gesichtspunkten betrachtet – als eine besondere Situation zu bezeichnen. Wir gehen davon aus, dass Kommunikation zumindest immer auf zwei Ebenen stattfindet. Es handelt sich hierbei um die sprachliche (verbale) und die nicht-sprachliche (nonverbale) Kommunikationsebene. Sowohl bei der drahtgebundenen als auch bei der drahtlosen Kommunikation fällt die körpersprachliche, also die nonverbale Ebene vollständig weg. Diese Tatsache führt besonders in kritischen Situationen unter Umständen zu Informationsverlusten auf beiden Seiten. Diese Verluste müssen, vor allem wenn es um einsatzrelevante Informationen geht, auf jeden Fall vermieden, zumindest aber so gering wie möglich gehalten werden.

7.2 Gesprächsregeln für die Kommunikation

Aus dieser Forderung lassen sich folgende Gesprächsregeln für die Kommunikation per Telefon mit der Leitstelle ableiten:

- klar und deutlich sprechen,
- wichtige Passagen betonen,
- vom »Großen« ins Detail beschreiben,
- keine unnötigen Informationen von der Einsatzstelle weitergeben,
- möglichst kurze Sätze formulieren,
- keine endlosen mit »und« verbundenen Satzkonstruktionen«,
- Fremdwörter möglichst vermeiden,
- Abkürzungen auf jeden Fall vermeiden.

Darüber hinaus gelten für die Kommunikation per Funk, die sich immer auf ein Minimum beschränken sollte, die Gesprächsregeln der DV 810.3 »Sprechfunkdienst«, wie sie im Folgenden dargestellt werden. Das Funkgespräch ist ein formal definierter, unmittelbarer Informationsaustausch. Die DV 810.3 regelt z.B. auch, dass jeder Teilnehmer am Sprechfunkverkehr entsprechend unterwiesen und gemäß den rechtlichen Bestimmungen auf seine Verschwiegenheitspflicht hingewiesen wird. Die Unterweisung ist zu dokumentieren. Der Sprechfunkverkehr ist so kurz wie möglich, aber so umfassend wie nötig durchzuführen. Es ist deutlich, aber nicht zu schnell zu sprechen. So werden unnötige Rückfragen vermieden. Da übermäßig lautes Sprechen nur zu Verzerrungen in Bezug auf die Sprachqualität führt, ist die Lautstärke auf ein Normalmaß zu reduzieren. Ebenso sollten Abkürzungen vermieden werden, da diese unter Umständen zu Missverständnissen führen. Zahlen sind unverwechselbar auszusprechen, d.h. die Ziffern von Null bis Neun werden deutlich betont. Die Teilnehmer sind mit »Sie« anzureden, Personennamen sowie Amtsbezeichnungen usw. sind nur in begründeten Fällen zu nennen, um den Datenschutz zu gewährleisten. Schwer verständliche Wörter und Eigennamen, z.B. Medikamente oder Chemikalien, sollten gegebenenfalls buchstabiert werden. Weiterhin ist jede Frage mit dem Wort »Frage« und jede Wiederholung mit den Worten »Ich wiederhole« anzukündigen. Das Funkgespräch beinhaltet feste Gesprächsbestandteile, die im Wortlaut immer gleich sind und im Rahmen der DV 810.3 genau definiert wurden. Anruf und Anrufantwort gehören zur Gesprächseröffnung. Durch den Anruf wird ein Funkgespräch eröffnet. Jeder am Funkverkehr der Behörden und Organisationen mit Sicherheitsaufgaben teilnehmenden Institution wurde zur Eindeutigkeit ein Organisationskennwort verbindlich zugeteilt.

7.3 Praxisbeispiele

Der Anruf muss den Rufnamen der Gegenseite, das Wort »von ...«, den eigenen Rufnamen, evtl. die Ankündigung einer Nachricht und die Aufforderung zur Antwort »kommen« enthalten.

Beispiel:
»Leitstelle A-Dorf von Akkon 1/83-1 – kommen.«

Die Anrufantwort muss hierauf sofort bestätigt werden. Inhaltlich muss diese Antwort enthalten: das Wort »Hier ...«, den eigenen Rufnamen und die Aufforderung zur Antwort »kommen«.

Beispiel:
»Hier Leitstelle A-Dorf – kommen.«

Jetzt ist die Gesprächseröffnung beendet. Nun kann die Übermittlung der Nachrichten und Informationen beginnen. Hier folgen z.B. Einsatzinformationen, Lagemeldungen, Nachforderungen oder Auftragsübernahme.

Beispiel:
»Rückmeldung von Northeimer Landstraße, VU, 3 Personen eingeklemmt, Feuerwehr und weitere Rettungsmittel erforderlich – kommen.«

Wichtig ist, dass jede übermittelte Nachricht mit dem Wort »kommen« abzuschließen ist. Alle Informationen müssen unmissverständlich formuliert werden, Negierungen sind möglichst zu vermeiden und unwichtige Informationen wegzulassen. Nach Beendigung des Informationsaustausches wird das Funkgespräch mit dem Wort »Ende« unmissverständlich beendet.

Beispiel::
»Hier Leitstelle A-Dorf, verstanden – Ende.«

Darüber hinaus kommt im Rahmen der Kommunikation mit der Leitstelle insbesondere der Rückmeldung von einer Einsatzstelle erhebliche Bedeutung zu. Diese Rückmeldung muss nach einem gewissen Schema formuliert werden, ansonsten kommt es entweder zu einem Informationsüberschuss oder zu einem Informationsdefizit beim Leitstellendisponenten.

7.4 Grundzüge des minimalen Datensatzes

Grundsätzlich gilt bei der Rückmeldung von der Einsatzstelle: »So viel wie nötig, so wenig wie möglich.« Die Rückmeldung sollte zumindest enthalten:

- Art und Umfang des Geschehens,
- besondere Gefahren,
- Anzahl/Schweregrad der Verletzten,
- Zugangsmöglichkeit zu den Verletzten,
- eingeleitete Maßnahmen,
- Raumordnung.

Dieser »minimale Datensatz« garantiert zumindest, dass der Disponent ein Bild von der Lage bekommt, Kräfte nachalarmieren und diese Kräfte sowohl auf mögliche Gefahren hinweisen als auch bestimmte Räume an der Einsatzstelle zuweisen kann. Die Rückmeldung sollte erst dann erfolgen, wenn die Erkundung abgeschlossen ist oder wenn plötzlich – während der Erkundung – eine Lageänderung eintritt. Eine Vielzahl kleinerer Lagemeldungen, die erst in der Leitstelle zu einem großen Ganzen zusammengefügt werden müssen, sollten auf jeden Fall vermieden werden. Interpretationsfehler sind sonst nicht auszuschließen.

Um die schwierige Kommunikation mit der Leitstelle möglichst produktiv zu gestalten, sind Konflikte zu vermeiden. Eine über Funk geführte Diskussion kann keinen Erfolg und keine Klärung bringen. Gibt es Konflikte im Einsatz, müssen diese nachher – am besten im persönlichen Gespräch – aufgelöst werden. Das schlechteste Medium zur Lösung eines Konfliktes ist der Funkkanal. Hier ausgetragen, dient der Konflikt höchstens der Unterhaltung aller Rettungsmittel und hat immer einen Verlierer zur Folge.

8 Rhetorik

P. OTTO

»Das menschliche Gehirn ist eine großartige Sache: Es funktioniert vom Augenblick deiner Geburt bis zu dem Zeitpunkt, an dem du aufstehst, um eine Rede zu halten.«

(Mark Twain, amerikanischer Schriftsteller)

»Das krieg´ ich nie hin« oder »Hoffentlich blamiere ich mich nicht!« sind wahrscheinlich noch die hamlosesten Gedanken, die Ihnen durch den Kopf gehen, wenn Sie den Auftrag erhalten, sich vor einer Gruppe zu präsentieren. Da soll z.B. der neue Rettungswagen vorgestellt oder zu einem Fachthema eine Unterrichtseinheit im Rahmen der Fortbildung auf Ihrer Rettungswache angeboten werden. Vielleicht soll aber auch ein Einsatzgeschehen beschrieben werden und die Wahl fällt auf Sie!

Ein kleiner Trost: Mit der richtigen Vorbereitung und Übung kann Ihnen gar nichts passieren. Stellen Sie sich den Schwimmanfänger vor: In der ersten Unterrichtsstunde sind die Bewegungsabfolgen noch etwas ungelenk. Er braucht zusätzlich Halt und Ermutigung. Je mehr er übt, desto sicherer werden die Schwimmzüge. Und schon bald wagt er mehr, probiert das Kraulen und Rückenschwimmen, übt also die verschiedenen Stile. Hätte er erst ins Wasser gehen sollen, wenn er schwimmen kann?

Risiken verhindern heißt Chancen verhindern! Die nachfolgenden Kapitel mögen Ihnen helfen, erfolgreich und auch authentisch Ihren Beitrag zu meistern.

8.1 Ein kleiner geschichtlicher Rückblick

Neben dem Gespräch ist die Rede das älteste Kommunikationsmittel. In Griechenland stand die Redekunst – die Rhetorik – stets im Zusammenhang mit höherer Bildung. Besonders in den Philosophenschulen der damaligen Zeit, in denen sich die Rhetorik als eine der klassischen Künste entwickelte, befassten sich die Gelehrten mit der Redekunst. Berühmte griechische Philosophen und Redner sind beispielsweise Platon, Sokrates, Aristoteles und Demosthenes. Im Mittelalter zählte man die Rhetorik zu den sieben »freien« Künsten, den »Artes Liberales«. Diese Künste sind die Grammatik, die Rhetorik, die Dialektik, die Geometrie, die Musik, die Astronomie und die Arithmetik.

Ein Beispiel für die Fortschritte, die zu erreichen in der Kunst der freien Rede möglich sind, liefert der griechische Rhetoriker Demosthenes (384 – 322), der noch heute als größter Redner des Altertums gilt und seinen Lebensunterhalt als Redenschreiber verdiente: Tatsächlich wurde seine erste große öffentliche Rede ein Misserfolg. Demosthenes ließ sich aber nicht entmutigen, ging bei Schauspielern in die Lehre und übte die Redekunst, bis er zum vollendeten Redner geworden war. Man sagt, er habe sich immer wieder mit einem Kieselstein im Mund an die Brandung des Meeres gestellt und laut deklamiert, um seinen Sprachfehler zu überwinden und seine Stimme zu kräftigen. Berühmt wurde er durch die Leichenrede auf die Gefallenen von Chäronea, die drei Reden gegen König Philipp und die drei »olynthischen« Reden an die von Philipp bedrohten Olynther.

Ein Beispiel für rhetorisches Geschick:
Ein im Kloster lebender Mönch ist starker Raucher und möchte seinen Abt um die Erlaubnis ersuchen, immer dann rauchen zu dürfen, wenn er den Wunsch danach verspürt. Statt zu fragen, ob er beim Beten auch rauchen darf, fragt er ihn rhetorisch geschickt: »Werter Abt, darf ich beim Rauchen auch beten?« Der um die Erlaubnis ersuchte Abt wird diese Frage kaum verneinen können.

8.2 Gegen Lampenfieber ist kein Kraut gewachsen

In meinem Seminaren werde ich immer wieder gefragt: »Verschwindet Lampenfieber irgendwann einmal?« Die Antwort ist: Nein – nicht von allein, und vor allem nicht vollständig. Trockener Mund, Herzrasen bis zum Hals, Atemnot und zittrige Knie sind die unangenehmen Auswirkungen dieser unheilbaren Art von Fieber. Es ist auch nicht wichtig, die Krankheit zu bekämpfen. Es ist viel wichtiger, sie zu kontrollieren und die positiven Wirkungen des Lampenfiebers zu erkennen und zu nutzen. Häufig sind Redeängste oder Lampenfieber die berechtigten Folgen fehlender oder mangelhafter Vorbereitung. Nehmen Sie also eine gute Vorbereitung ernst; sie zahlt sich aus, denn Sie gewinnen an Sicherheit. Folgendes Statement sollte zu einem Leitsatz für jeden (angehenden) Redner werden: »Je weniger Routine ich habe, desto mehr werde ich in die aktuelle Aufgabe investieren.« Lampenfieber hat durchaus auch seine guten Seiten. Voraussetzung dafür ist allerdings, dass Sie das Lampenfieber beherrschen und nicht das Lampenfieber Sie! Je häufiger Sie vor einer Gruppe sprechen, desto besser lernen Sie dieses Gefühl kennen und einschätzen. Eine gewisse innere Anspannung sollten Sie sogar beibehalten. Sie ist die Feder, die Ihrer Rede Kraft, Ausdruck und Spannung verleiht. Ohne eigene Intensität kann zwischen Ihnen und den Zuhörern keine gute Verbindung entstehen.

Erste Hilfe bei akutem Lampenfieber:

1. *Mentale Vorbereitung*: Der erste Schritt ist der schwerste. Sagen Sie sich also: »Ich *darf* sprechen!« Nur zu schnell schiebt sich der Satz »Ich *muss* einen Vortrag halten« in Ihren Sprachgebrauch und drückt damit Ihre Haltung dazu aus. Bejahen Sie sich selbst: »Ich werde eine gute Rede halten, und ich bin sorgfältig und umfassend vorbereitet!« (Und das sollten Sie dann auch tatsächlich sein!)
2. *Nobody is perfect*: Bei einer guten Vorbereitung können Sie sich gar nicht blamieren. Haben Sie keine Angst davor, einen Satz einmal nicht zu Ende zu bringen. Außer Ihnen wird dies nur wenigen Zuhörern unangenehm auffallen – wenn der unvollständige Satz eine Ausnahme bleibt. Ein derartiger Fall wirkt sogar viel menschlicher als eine perfekt geschliffene Rede. Zuhörer sind auch nur Menschen, die kleine Schwächen gern verzeihen oder auch sympathisch finden.
3. *Der rote Faden*: Wenn Ihnen einmal der »rote Faden« reißt, wenn Schwierigkeiten auftreten, ist Lächeln und Humor allemal die bessere Überlebensstrategie als Verbissenheit und übertriebener Perfektionismus. Bekennen Sie sich zu Ihrem Aussetzer (»Entschuldigung, ich habe den Faden verloren«), und beginnen

Sie den Satz/den Absatz neu. Konzentrieren Sie sich! Und zwar nicht auf Ihre Gefühle, die gerade Achterbahn fahren, sondern auf das, was Sie sagen wollen. Übrigens: Die Konzentrationsfähigkeit ist ein wichtiger Schlüssel für eine gute Rede, und sie können sie durchaus trainieren. Einschlägige Literatur dazu finden Sie in jedem guten Buchladen.

4. *Nutzen Sie Entspannungs- und Atemübungen*: Autogenes Training oder progressive Muskelentspannung sind hervorragende Mittel, um sich gerade in Stresssituationen zu entspannen. Diese Techniken sind allerdings nicht über Nacht zu erlernen. Unser Atem hängt eng mit unserem psychischen Empfinden zusammen. Dass wir beispielsweise vor Schreck den Atem anhalten, ist ebenso bekannt wie bewiesen. Ebenso eng sind Atmung und Stimme miteinander verbunden. Bleibt uns die Atmung sozusagen im Halse stecken, können wir niemals mit dem Brustton der Überzeugung unseren Vortrag präsentieren. Atmen Sie bewusst tief in den Bauch (Zwerchfellatmung) und nutzen Sie Ihr Lungenvolumen aus. Keine Angst vor Nebenwirkungen: Besseres Atmen führt nicht nur zu besserem Sprechen, sondern es steigert gleichzeitig die Denk- und Konzentrationsfähigkeit. Wenn Sie beim Reden atemlos werden, muss das nicht zwangsläufig an einer mangelhaften Atemtechnik liegen, sondern dies kann auch durch fehlende oder zu kurze Pausen oder zu lange Sätze ausgelöst werden. Bilden Sie kurze Sätze und nehmen Sie sich die Zeit zum Luftholen.
5. *Rettungsanker*: Setzen Sie Hilfsmittel ein. Folien, Beamer-Präsentationen oder auch vorbereitete Flip-Charts sind hervorragende Gedächtnisstützen. Gleichzeitig wird beim Zuhörer durch die Verwendung derartiger Hilfsmittel ein weiteres Sinnesorgan angesprochen: das Auge. Durch Hören und gleichzeitiges Sehen prägen sich dem Zuhörer die Inhalte besser ein, und Ihr Vortrag wirkt lebendiger.
6. *Stehvermögen*: Stehen Sie mit beiden Beinen auf dem Boden, oder nehmen Sie die typische Kipphaltung des Beckens ein, das Gewicht nur auf ein Bein verlagert? Stellen Sie sich bitte einmal vor den Spiegel und nehmen Sie einmal abwechselnd beide »Standpunkte« ein. Zunächst kippen Sie das Becken, verlagern das Gewicht auf das (vornehmlich linke) Bein und nehmen Sie die Hände zusammengelegt nach hinten. Was sehen und fühlen Sie? Sie kippeln, haben keinen festen Boden unter den Füßen, wahrscheinlich wird Ihr Kopf sich senken und der Blick Richtung Fußboden tendieren. Eine beeindruckende Präsenz zeigen Sie so sicher nicht. Jetzt verändern Sie Ihren Stand: Beide Füße stehen fest auf dem Boden. Sie bewegen sich leicht vor und zurück, um die Mitte zu finden. Ihre Gedanken lassen Ihren Füßen Wurzeln wachsen, die sich tief im Boden verankern. Nun richten Sie sich auf, die Schultern senken sich, das Brustbein hebt sich. Können Sie die Kraft fühlen, die aus der Tiefe Ihres sicheren Standes erwächst? Gerade zu Beginn des Vortrags kann diese Haltung Ihnen Vertrauen und Kraft geben. Dem Zuhörer zeigen Sie, dass Sie mit beiden Beinen im Leben stehen. Aber bitte missverstehen Sie diese Anregung nicht: Keineswegs sollten Sie während des gesamten Vortrags starr in dieser Position verharren.

7. *Pokerface*: Es mag Ihnen helfen, zu wissen, dass ein großer Teil Ihrer »Unsicherheit« für den Zuhörer gar nicht sichtbar wird. Der rasche Puls-/oder Herzschlag und die wackeligen Knie nehmen nur Sie in diesem Ausmaß wahr. Hilfreich zur Überprüfung dieser Tatsache – und nicht nur dafür – ist ein Rhetorik-Seminar mit Videoaufzeichnung. Achten Sie auf einen guten Blickkontakt und schaffen Sie eine positive Atmosphäre durch eine positive Mimik.

8.3 Das Auftreten des Redners

»Du bekommst nie wieder eine zweite Chance für einen ersten Eindruck.«

(anon.)

Wie wahr ist dieser Satz – und doch wird dem Moment des ersten Eindrucks zu wenig Beachtung geschenkt. In dem Augenblick, in dem die Zuhörer Sie wahrnehmen – noch bevor Sie mit Ihrer Rede beginnen –, beginnt Ihre Wirkung und damit auch die »Vor«eingenommenheit der Zuhörer. Diese Wirkung wird bereits durch Ihr nonverbales Verhalten erzeugt: Schleichen Sie mit gesenktem Kopf zum Rednerpult oder gehen Sie aufrecht, selbstbewusst und gelassen? Der Zuhörer nimmt die Signale Ihres Körpers auf und übersetzt sie in seinen Erfahrungsbereich. Leider wird diese Möglichkeit, Kontakt mit Ihren Zuhörern aufzunehmen, viel zu häufig außer Acht gelassen: Der Redner nimmt seinen Platz am Rednerpult ein, sortiert seine Unterlagen, kontrolliert die Medien, rückt sein Wasserglas zurecht und nimmt hierbei nicht einen Moment Blickkontakt zu den Zuhörern auf, richtet kein erklärendes Wort an das Publikum. Im Grunde hat er somit schon verloren, bevor er begonnen hat.

Atmen Sie tief durch bevor Sie sich erheben und gehen Sie aufrecht und selbstbewusst. Nehmen Sie so bald wie möglich Blickkontakt zu ihren Zuhörern auf, und lächeln Sie gewinnend und freundlich. Nicht umsonst lautet eine immer noch gültige Vertreterregel: »Einen, der lächelt, wirft man nicht hinaus.«

8.4 Die Vorbereitung der Rede

Mit der Vorbereitung Ihrer Rede können Sie gar nicht früh genug beginnen. Sobald Ihnen der Termin für Ihren Vortrag bekannt ist, tragen Sie ständig Papier und Stift bei sich. Sammeln Sie, was das Zeug hält: Stoff, Ideen, zündende Sätze, geeignete Zitate. Bringen Sie in Erfahrung, wie der Zuhörerkreis beschaffen sein wird und wie viel Zeit Sie für Ihre Rede haben. Wie ist der Ort beschaffen, an dem Sie sprechen werden, und welche Medien können bereitgestellt werden? Auf diese Weise sind Sie bestens vorbereitet und können sich an die Ausarbeitung Ihres Manuskriptes machen.

8.5 Die 1-2-3-Formel

Das bis heute klassische Redeschema besteht aus drei Teilen:

1. Die Einleitung
   Aufgaben:
   - Kontakt zu den Zuhörern aufbauen,
   - Aufmerksamkeit wecken,
   - Interesse aufbauen,
   - Anlass bewusst machen,
   - Sympathie wecken,
   - Einstieg in das Thema.

   Tipps:
   - Begrüßen Sie die Zuhörer mit Blickkontakt. Sie müssen Ihren Namen nicht vom Blatt ablesen. Blickkontakt baut die Verbindung auf.
   - Achten Sie besonders zu Beginn Ihrer Rede auf die eigene Körperhaltung, Mimik und Gestik.
   - Wenn es Ihnen hilft, dann lernen Sie die ersten Sätze auswendig.
   - Versuchen Sie die Zuhörer zu fesseln, Neugierde und Vorfreude zu wecken.
2. Der Hauptteil
   Aufgaben:
   - die Behandlung des Themas,
   - die Zuhörer entsprechend der Zielsetzung informieren und überzeugen,
   - Gefühle wecken oder übertragen.

   Tipps:
   - Halten Sie die Spannung durch rhetorische Stilmittel wie Zitate und Sprichwörter, Beispiele, Bilder und Analogien.
   - Setzen Sie Medien ein, um möglichst viele Sinne anzusprechen.
   - Beziehen Sie Ihre Zuhörer in Ihren Vortrag mit ein.
3. Der Schluss
   Aufgaben:
   - Knappe Zusammenfassung der entscheidenden Ideen, Gedanken, Argumente.
   - Die Zuhörer zur Aktivität, zum Weiterdenken und/oder zum Handeln auffordern.
   - Haben Sie Mut zum Schluss! Nicht »nachkleckern«!

   Tipps:
   - Bitte beachten Sie: Das Ende Ihres Vortrags muss für die Zuhörer klar erkennbar sein. Bereiten Sie den Schluss Ihrer Rede ganz gewissenhaft vor.
   - Das Ziel sollte sein, möglichst frei zu sprechen und den Blickkontakt zu Ihren Zuhörern zu behalten.
   - Erwecken Sie bitte nicht den Eindruck, dass Sie froh sind, den Vortrag abzuschließen.

Halten Sie sich stets vor Augen, dass das Ende eines Vortrags oftmals länger haften bleibt als alles andere, was vorher gesagt wurde, sodass manchem Zuhörer tatsächlich nur dieser Schluss in Erinnerung bleiben wird. Ein Beispiel hierfür ist die Rede, die der US-Präsident John F. Kennedy im Jahr 1963 in Berlin hielt. Es wird kaum einen Zuhörer dieser Rede geben, der sich nicht an den letzten Satz des Politikers erinnern kann:

> *»Alle freien Menschen, wo immer sie leben mögen, sind Bürger dieser Stadt Berlin-West, und deshalb bin ich als freier Mann stolz darauf, sagen zu können:* ***Ich bin ein Berliner!***«
>
> (John F. Kennedy, ehemaliger US-Präsident)

Als Faustregel gilt: Auf die Gesamtredezeit von 100% veranschlagen Sie 15% für die Einleitung, 75% für den Hauptteil und 10% für den Schluss.

8.5.1 Was Sie bei der Erstellung Ihrer Redeunterlagen beachten sollten:

- Halten Sie einen mindestens zweizeiligen Zeilenabstand in Ihrem Manuskript. So finden Sie besser wieder in Ihren Text zurück!
- Vermeiden Sie, wenn möglich, handgeschriebene Redeunterlagen!
- Beschreiben Sie nur die Vorderseite Ihres Manuskriptes und nummerieren Sie die Blätter durch!
- Markieren Sie die für Sie wichtigsten Sätze mit einem Textmarker!
- Wenn Sie es sich zutrauen, benutzen Sie für Ihre Rede keinen ausformulierten Text, sondern reduzieren Sie Ihre Unterlagen auf Karteikarten in DIN A6-Format. Schreiben Sie die wichtigsten Sätze oder Stichworte auf die einzelnen Karteikarten. So sprechen Sie Ihren Text frei und können einen guten Blickkontakt zu Ihren Zuhörern halten!
- Nummerieren Sie auch die Karten – falls diese durcheinander geraten oder Ihnen aus der Hand fallen, können Sie die Reihenfolge leicht wieder herstellen.
- Haben Sie Folien vorbereitet? Dann fertigen Sie hiervon stets Kopien an. Wenn sie den Text zusätzlich in ihren Redeunterlagen haben, geraten Sie nicht in Gefahr, den Zuhörern die »kalte Schulter« zu zeigen, indem Sie wie gebannt auf die Folie an der Wand schauen.

8.5.2 Die persönliche Vorbereitung

Die Einstellung zum äußeren Erscheinungsbild eines Redners erschöpft sich im Grunde in Selbstverständlichkeiten, über die man eigentlich nicht zu sprechen brauchte. Aber leider belehrt uns die Praxis eines Besseren. Hier soll der guten Ordnung halber folgender Punkt erwähnt werden: Eine korrekte, angemessene Kleidung und Sauberkeit (Fingernägel!) sollten selbstverständlich sein. Diese Kriterien begünstigen die Bildung von Vorurteilen, die selbst durch eine hervorragende Rede nur schwer widerlegt werden können.

Für Ihre innere Einstellung sind allein Sie zuständig. Finden Sie Ihren persönlichen Weg, der Ihnen Kraft und Mut gibt. Es seien hier einige »Glaubenssätze« aufgeführt, deren Wiederholung Ihr Selbstvertrauen wachsen lassen und Ihnen zu einer gelasseneren Einstellung Ihrem Vortrag gegenüber verhelfen wird:

- »Ich bin gut vorbereitet. Mir kann nichts passieren!«
- »Ich freue mich darauf, reden zu dürfen!«
- »Ich glaube an meinen Erfolg!«
- »Ich bin gespannt auf meine Zuhörer!«
- »Nervosität zeigen ist menschlich und vergeht von selbst. Die Zuhörer haben Verständnis dafür!«

Die Redesituation ist für fast alle Menschen mit Anspannung, Lampenfieber und Stress verbunden. Seien Sie gewiss: Sie können reden! (Wenn Sie Mut haben und es wollen ...).

Reden lernen ist wie Schwimmen lernen. Ohne Wasser geht es nicht. Vielleicht brauchen Sie zunächst noch ein kleines Brett zum Festhalten, oder sie wagen sich schon an das Brustschwimmen. Üben Sie, und bald verlieren Sie die Angst vor der Tiefe des Wassers. Sie genießen das aufkeimende Vertrauen in sich und spielerisch beschäftigen sie sich mit der Technik des Kraulstils. Lassen Sie sich nicht aufhalten und nicht entmutigen, dann besteht durchaus die Chance, dass Sie eines Tages Meer schwimmen wie ein Delphin.

Anhang

Vermittlungszentralen für Gebärdensprachdolmetscher

Eine aktuelle Liste ist zur Zeit der Drucklegung im Internet zu finden unter:

http://www.deafbase.de/sql.php3?kat_id=301

Darüber hinaus gibt es freiberufliche Dolmetscher, die nicht von den Zentralen vermittelt werden.

▶ *Baden-Württemberg*

Landesverband der Gehörlosen
Baden-Württemberg e.V.
Hohenheimerstraße 5
70184 Stuttgart
Tel.: 0711 – 2 36 00 09
Fax: 0711 – 2 36 06 16

▶ *Bayern*

In Bayern ist die Vermittlung von Gebärdensprachdolmetschern regional organisiert.

München und Umland
Gehörlosenverband München
und Umland
Lohengrinstr. 11
81925 München
Tel.: 089 – 99 26 98 22
Fax: 089 – 99 26 98 21

Oberbayern mit Ausnahme von München und Umland
Dolmetscherbezirkszentrale Oberbayern
Schwanthaler Str. 76/ Rgb.
80336 München
Tel.: 089 – 54 38 111
Fax: 089 – 54 39 792

Niederbayern
Ambulante Beratungsstelle für Hörgeschädigte
Frau Brigitte Hien
Gottfried-Keller-Straße 60
94315 Straubing
Tel.: 09421 – 42 870
Fax: 09421 – 42 797

Oberpfalz
Ambulante Beratungsstelle
für Hörgeschädigte
Frau Margit Gerl
Luitpoldstraße 5
93047 Regensburg
Tel.: 0941 – 53 37 9
Fax: 0941 – 56 13 49

Oberfranken
Sozialdienst für Hörgeschädigte
Frau Hermine Kaiser
Wilhelmsplatz 2
95444 Bayreuth
Tel.: 0921 – 20 144
Fax: 0921 - 83 343

Mittelfranken
Bezirksverband der Gehörlosen
Mittelfranken
Frau Erika Schumann
Pommernstraße 1
90451 Nürnberg
Tel.: 0911 – 64 10 901
Fax: 0911 - 64 10 902

Unterfranken
Paritätischer Wohlfahrtsverband
Frau Rüttger
Münzstraße 1
97070 Würzburg
Tel.: 0931 – 35 40 115
Fax: 0931 – 35 40 111

Südschwaben und Augsburg
Sozialdienst für Hörgeschädigte
Regens-Wagner OBA
Frau Angelika Blair
Auf dem Kreuz 41
86152 Augsburg
Tel.: 0821 – 31 56 312
Fax: 0821 – 31 56 391

Nordschwaben und Augsburg
Sozialdienst für Hörgeschädigte
Frau Angelika Jähne
Sterzinger Straße 3
86165 Augsburg
Tel.: 0821 – 24 19 40
Fax: 0821 – 24 19 499

▶ *Berlin*
Vermittlung von Dolmetschern
Friedrichstraße 12
10969 Berlin
Tel.: 030 – 25 17 05 1
Fax: 030 – 25 29 34 20

▶ *Brandenburg*
Landesverband der Gehörlosen
Brandenburg e.V
Max-Grünebaum-Straße 9
03042 Cottbus
Tel.: 0355 – 72 95 89 0
Fax: 0355 – 22 779

▶ *Bremen*
Landesverband der Gehörlosen
Bremen e.V.
Schwachhauser Heerstraße 266
28359 Bremen
Tel.: 0421 – 22 311 31
Fax: 0421 – 22 311 39

▶ *Hamburg*
Gehörlosenverband Hamburg e.V.
Bernadottestr. 126
22605 Hamburg
Tel.: 040 – 88 09 91 75
Fax: 040 – 88 09 91 76

▶ *Hessen*
Landesverband der Gehörlosen
Hessen e.V.
Rothschildallee 16a
60389 Frankfurt am Main
Tel.: 069 – 46 99 91 15
Fax: 069 – 46 92 084

▶ *Mecklenburg-Vorpommern*
Gehörlosen-Landesverband
Mecklenburg-Vorpommern e.V.
Henrik-Ibsen-Str. 20
18106 Rostock
Tel.: 0381 – 76 96 20 1
Fax: 0381 – 76 96 26 8

▶ *Niedersachsen*

Landesverband der Gehörlosen
Niedersachsen e.V.
Westerfeldstr. 7
31177 Harsum
Tel.: 05127 – 69 54 4
Fax: 05127 – 69 55 7

▶ *Nordrhein-Westfalen*

Landesverband der Gehörlosen
Nordrhein-Westfalen e.V.
Simsonstr. 29
45147 Essen
Tel.: 0201 – 74 98 50
Fax: 0201 - 70 31 49

▶ *Rheinland-Pfalz*

Landes-Dolmetscherzentrale für
Gebärdensprache
Carl-Spitzweg-Str. 30
67227 Frankenthal
Tel.: 06233 – 34 58 14
Fax: 06233 - 34 58 15

▶ *Saarland*

Dolmetscherzentrale für hörbehinderte
Menschen im Saarland
Großherzog-Friedrich-Str. 11
66111 Saarbrücken
Tel.: 0681 – 98 84 04 0
Fax: 0681 – 38 91 25 1

▶ *Sachsen-Anhalt*

Gebärdensprachdolmetscher-
vermittlungsstelle
Kroatenweg 70
39106 Magdeburg
Tel.: 0391 – 60 99 45 0
Fax: 0391 – 60 99 45 5

▶ *Sachsen*

Landesdolmetscherzentrale für Gehörlose
Ebersbrunner Str. 25
08064 Zwickau
Tel.: 0375 – 77 04 40
Fax: 0375 – 77 04 410

▶ *Schleswig-Holstein*

Dolmetscher-Landeszentrale
Hasseer Str. 47
24113 Kiel
Tel.: 0431 – 64 56 1
Fax: 0431 – 68 88 52

▶ *Thüringen*

Landesverband der Gehörlosen
Thüringen e.V.
Hans-Grundig-Straße 25
99099 Erfurt
Tel.: 0361 – 34 52 96 3
Fax: 0361 – 34 52 96 5

Eine Liste mit Schriftdolmetschern finden Sie aktuell im Internet unter:

www.schriftdolmetscher.de

Autoren

Heike Alsleben – Diplom-Psychologin; Verhaltenstherapeutin in einer Institutsambulanz, freiberufliche Kommunikationstrainerin; Psychologie-Studium an der Universität Hamburg, u.a. Schwerpunkt »Beratung und Training« im Arbeitsbereich von Prof. Schulz von Thun; Buchautorin und Herausgeberin zum Thema Angststörungen; zuvor Ausbildung zur Krankenschwester, Rettungsdienst im Ehrenamt beim DRK.
Kontakt: heikealsleben@web.de

Matthias Bastigkeit (Herausgeber) – Jgg. 1965, Fachdozent für Pharmakologie, Medizinjournalist und Kommunikationstrainer. Seit 1990 Ressortleiter der Fachzeitschrift RETTUNGSDIENST. Als Medizinjournalist Mitarbeiter mehrerer Fachzeitschriften und Verfasser zahlreicher Artikel. Als Autor, Co-Autor oder Herausgeber an 11 Titeln beteiligt, u.a. *Medikamente in der Notfallmedizin, Rauschdrogen – Drogenrausch, Lehrbuch für präklinische Notfallmedizin (LPN), Der Lehrrettungsassistent, Zwischen Blaulicht, Leib und Seele* (alle Stumpf + Kossendey) sowie *Arzt-Patienten-Kommunikation*. Redakteur bei der medizinischen Nachrichtenagentur Medizin.de; Mitglied der Prüfungskommission der Weiterbildungsstätte für Anästhesie- und Intensivmedizin Hamburg; Kursleiter von Lehrrettungsassistenten-Ausbildungen, u.a. an der Medakademie in Berlin. An der Krankenpflegeschule des Asklepiosklinikums in Hamburg sowie an der DRK-Altenpflegeschule in Kiel Dozent für Pharmakologie, Toxikologie, Kommunikation. Kommunikationstrainer u.a. für eine Lübecker Unternehmensberatung und mehrere Verwaltungen.
Kontakt: Bastigkeit@aol.com

Olaf Fritsche – freier Wissenschaftsjournalist und Buchautor. Themengebiete neben Forschung und Technik: Hörschädigungen und Gebärdensprache. Autor des Informationsbuches *Diagnose hörgeschädigt – Was Eltern hörgeschädigter Kinder wissen sollten*; Bereitstellung von umfangreichem Material zum Miteinander von Hörenden und Gehörlosen auf seiner Homepage www.visuelles-denken.de, darunter Tipps für den Umgang mit gehörlosen Patienten und Schnupperkurs zur Deutschen Gebärdensprache.
Kontakt: olaf.fritsche@wissenschaftwissen.de

Achim Hackstein, Jgg. 1957, lernte ursprünglich Energieanlagenelektronik im Bergbau; 1980 Wechsel zur Feuerwehr, dort Leitung des Bereichs Rettungsdienst. Neben den Laufbahnlehrgängen Ausbildung zum Lehrrettungsassistenten; Bildungsmanager und Ausbildung in»Klientenzentrierter Gesprächsführung« nach Rogers. Seit sieben Jahren stellv. Leiter des Malteser Schulungszentrum Nellinghof. Kommunikationstrainings für Disponenten in Leitstellen in Deutschland und der Schweiz, daneben einsatztaktische Schulungen und Planspieltraining. Autor mehrerer Publikationen zu rettungsdienstlichen Themen.
Kontakt: achim.hackstein@rettungsdienstschule.de

Manuela Kleer – freiberuflich Co-Trainerin mit einer blinden Dozentin im Bereich »Selbstsicherheit und Kommunikation« in verschiedenen Institutionen, z.B. bei Trouble-Shoo-

tings in Pharmakonzernen. Studium der Germanistik und Chemie an der Universität des Saarlandes und der Johannes-Gutenberg-Universität in Mainz. Staatsexamensarbeit im Fachbereich Germanistik zum Thema »Arzt-Patientengespräch: Eine Blinde beim Augenarzt« über die Kommunikation zwischen Blinden bzw. Sehbehinderten und Sehenden. Daneben Dozentin für wissenschaftliche Schreibtutorien.
Kontakt: manu@dehemm.de

Peer G. Knacke – Jgg. 1960, Approbation als Arzt 1985, danach Assistenzarzt Chirurgie Kaltenkirchen, anschl. Wissenschaftlicher Angestellter Medizinische Universität zu Lübeck, Kinderchirurgie, und Assistenzarzt Anästhesie Berufgenossenschaftliches Unfallkrankenhaus Hamburg Boberg. Seit 1990 Abt. Anästhesie, Kreiskrankenhaus Eutin, jetzt Sana Kliniken Ostholstein. 1986 Fachkunde Rettungsdienst, 1993 Fachkunde Leitender Notarzt, 1994 Arzt für Anästhesiologie. Vorstandsmitglied der AGNN, 2. Ärztlicher Leiter Rettungsdienst Kreis Ostholstein. Redaktionsmitglied der Zeitschrift RETTUNGSDIENST.
Kontakt: P.Knacke@t-online.de

Petra Otto, Jgg. 1958, Referentin für Öffentlichkeitsarbeit und Marketing in der DRK-Schwesternschaft Hamburg e.V.; seit mehr als zehn Jahren Dozentin in der Erwachsenenbildung, Schwerpunkt praxisbezogene Rhetorik-Seminare und Telefontrainings.
Kontakt: petra_otto@yahoo.de

Margarete Payer – Jgg. 1942, Professorin an der Hochschule der Medien, Stuttgart, Studiengang Informationswirtschaft. Nach Theologiestudium und Ausbildung zur Dipl.-Bibliothekarin Tätigkeit an der Universitätsbibliothek Tübingen; seit 1980 Lehrtätigkeit an der Fachhochschule. Fächer heute u.a.»Computervermittelte Kommunikation« und »Internationale Kommunikationskulturen«. Dazu Praktika und Forschungsaufenthalte u.a. in den USA, Australien, Indonesien, Philippinen, Thailand, Indien und Bolivien.
Kontakt: payer@hdm-stuttgart.de

Dirk Petersen, Jgg. 1956, Polizeioberrat. Seit 1972 Landespolizei Schleswig-Holstein, verschiedene Funktionen im mittleren, gehobenen und höheren Dienst, u.a. Fachlehrer und Leiter »Arbeitskreis Polizeipraktische Ausbildung«. Von 2000 – 2002 Leiter der Fachgruppe Führungs- und Organisationsmanagement bei der Polizeidirektion für Aus- und Fortbildung, danach Leiter des Fachbereichs Recht, Kriminalitätsbekämpfung und Einsatzlehre, vorher Leiter der Führungsgruppe der Polizeiinspektion Plön und stellv. Inspektionsleiter. Heute Leiter Dezernat 15 (Organisations- und Qualitätsmanagement) im Landespolizeiamt. Mehrere Publikationen zu rechtswissenschaftlichen Themen.
Kontakt: Dirk.Petersen@polizei.landsh.de

Kai Oliver von Renteln – Dipl.-Psychologe und Rettungsassistent. Neben seiner Tätigkeit an einer Leitstelle Dozent an unterschiedlichen Bildungseinrichtungen.
Kontakt: vonrenteln@hamburg.de

Hilkka Zebothsen – Journalistin. Nach Praktika in der Lokalredaktion von BILD Hamburg feste freie Mitarbeiterin in der Polizeiredaktion des Hamburger Abendblatts, danach Redakteurin in der Polizeiredaktion der Hamburger Morgenpost. Vormals stellv. Pressesprecherin des LBK (Landesbetrieb Krankenhäuser) Hamburg; heute Dozentin in den Bereichen Kommunikation, Pressearbeit und Krisenmanagement (u.a. Ärztekammer Hamburg, einzelne bundesdeutsche Feuerwehren). Projektleiterin im Servicecenter Unternehmenskommunikation des LBK Hamburg, Schwerpunkte Print, Online-Medien, Eventmanagement und Marketingkommunikation.
Kontakt: H. Zebothsen@web.de

Literaturverzeichnis

Allgemeines Verwaltungsgesetz für das Land Schleswig-Holstein (Landesverwaltungsgesetz – LVwG) i. d. F. der Bekanntmachung vom 2. 6. 1992 (GVOBl. S. 243; ber. S. 534), zuletzt geändert durch Gesetz vom 15.6.2004 (GVOBl. S. 153)

AMFT H (1997) *Teamwork in Gefahrenlagen.* Deutsches Polizeiblatt 6: 2-4, 31

ANDREWS MM, BOYLE, JS (1999) *Transcultural concepts in nursing care, 3. Aufl.* Lippincott, Philadelphia u.a.

BENIEN K (2003) *Schwierige Gespräche führen.* Reinbek, Rowohlt

Blindenzeichen: www.jelschen.de

DELAUNE SC (Hrsg.) (1998) *Fundamentals of nursing: standards & practice.* Delmar Publ., Albany u.a.

DÖRGERS V, GERLACH K (1998) *Gemeinsame Einsätze von Polizei und Rettungsdienst – eine organisatorische Herausforderung.* Der Notarzt 4: 131-134.

DYCKHOFF K, WESTERHAUSEN T (2005) *Stimme – Instrument des Erfolgs. Vom Stimmtraining zum Stimmernergiekonzept.* Metropolitan-Verlag Regensburg, Metropolitan Power Training/Walhalla Fachverlag

VAN DYCK H (1985) *Nicht so, sondern so. Kleiner Ratgeber für einen guten Umgang mit Blinden.* Hrsg. v. Deutschen Blindenverband e.V., Bonn

EBERT F, STRAUBEL U (2004) *Offenbarungsbefugnisse des Arztes gegenüber der Polizei.* Die Polizei 7/8: 199-206

ENGELHARDT G (2000) *Einsatz des Rettungsdienstes in besonderen Lagen.* RETTUNGSDIENST 23: 1010-1011

FAUST V (2002) *Der Amoklauf.* Psychologie heute 8: 33-35

FELBINGER D (1998) *Moderne Rhetorik. Das Praxisbuch für die wirkungsvolle Rede.* Falken-Verlag, Niedernhausen, Ts.

FOGELBERG T (1995) *Bevor es dunkel wird.* Arche, Zürich, Hamburg

FRITZEN A (1994) *Aktuelle Erfahrungen aus der Zusammenarbeit zur Bewältigung größerer Schadensereignisse.* PFA-Bericht 1994, hrsg. v. Polizeiführungsakademie Münster.

FRORATH M (1997) *Sofortmaßnahmen.* Deutsches Polizeiblatt 6: 4-5

GALLWITZ A (2001) *Amokläufe.* Polizei – Heute, 6: 170 ff

GEHRKE M, WEISS U (2002) *Amoklagen.* Die Polizei 12: 325-336

Gesetz über die Statistik der Straßenverkehrsunfälle (Straßenverkehrsunfallstatistikgesetz – StVUnfStatG) vom 15.6.1990 (BGBl. I S. 1078), zuletzt geändert durch VO vom 29. 10. 2001 (BGBl. I S. 2785)

Gesetz zur Hilfe und Unterbringung psychisch kranker Menschen; (Psychischkranken-Gesetz – PsychKG) vom 14.1.2000 (GVOBl. S. 106)

GRUNWALD H (2001) *Dämmerlicht.* Paul Zsolnay Verlag, Wien

HULL JM (1995) *Im Dunkeln sehen. Erfahrungen eines Blinden.* dtv, München

KÄSLER-HEIDE H (2002) *Trauertherapie: Umgang mit Trauer.* PiD – Psychotherapie im Dialog 3: 176-178

KIRSTEN RE, MÜLLER-SCHWARZ J (1990) *Gruppen-Training,* rororo Sachbuch. Rowohlt, Reinbek

KÜBLER-ROSS E (2001) *Inverviews mit Sterbenden.* Verlagsgruppe Droemer Knaur

KUUSISTO S (1998) *Der Planet der Blinden.* Goldmann, München

LASSOGA F, GASCH, B (2002) *Psychische Erste Hilfe,* 3. Aufl. Stumpf und Kossendey, Edewecht, Wien

LIPPAY C (2000) *Einsatzanlass: Häusliche Gewalt – Probleme für Helfer.* RETTUNGSDIENST 23: 646-649

LIPPAY C (2000) *Pilotprojekt gestartet: Polizeibeamte absolvieren Notfall- und Rettungstraining.* RETTUNGSDIENST 23: 1220-1221

MEYER-GOẞNER L (2004) *Kommentar Strafprozessordnung,* 47. Aufl. Verlag C.H. Beck, München

MOLCHO S (2002) *Alles über Körpersprache. Sich selbst und andere besser verstehen.* Mosaik Verlag, München

MÖLLER HJ, LAUX G, DEISTER, A (2001) *Psychiatrie und Psychotherapie.* Stuttgart, Thieme

PAYER M *Internationale Kommunikationskulturen* – v. 11.10.2000, www.payer.de/kommkulturen/kulturenOO.htm

Polizeidienstvorschrift 100, Ausgabe 1999, Führung und Einsatz der Polizei

Richtlinien für die Aufnahme und Bearbeitung von Straßenverkehrsunfällen, Bek. des IM vom 11.4.1995 (ABl. S. 349), geändert durch Bek. des IM vom 20. 5. 99 (ABl. S. 249)

RUDOLF, GAE (2000) *Psychiatrische Therapie.* München, Urban und Fischer

SCHILLING G (1994) *Angewandte Rhetorik und Präsentationstechnik.* Der Praxisleitfaden für Vortrag und Präsentation, 2. Aufl. Gert Schilling Verlag, Berlin

SCHULZ VON THUN F (1981) *Miteinander reden 1. Störungen und Klärungen.* Reinbek, Rowohlt

SCHULZ VON THUN F (1989) *Miteinander reden 2. Stile, Werte und Persönlichkeitsentwicklung.* Rowohlt, Reinbek

SCHULZ VON THUN F, RUPPEL J, STRATMANN R (2000) *Miteinander reden: Kommunikationspsychologie für Führungskräfte.* Rowohlt, Reinbek

STAHL P (2000) *Die Polizei: Ersthelfer oder Rettungssanitäter.* RETTUNGSDIENST 23: 110-113

Strafgesetzbuch (StGB) i.d.F. der Bekanntmachung vom 13.11.1998 (BGBl. I S. 3322), zuletzt geändert durch Gesetz vom 24.3.2005 (BGBl. I S. 969)

Strafprozessordnung (StPO) i.d.F. der Bekanntmachung vom 7.4.1987 (BGBl. I S. 1074; 1319), zuletzt geändert durch Gesetz vom 22.3.2005 (BGBl. I S. 837)

TEXTOR AM (2002) *Sag es treffender. Ein Handbuch für den täglichen Gebrauch.* Rowohlt, Reinbek

TRIES R (1999) *Der Drogennotfall – ein Fall für die Polizei?* RETTUNGSDIENST 22: 924-926

TRÖNDLE H, FISCHER TH (2004) *Kommentar Strafgesetzbuch*, 52. Aufl. Verlag C.H. Beck, München